K.B230779

방향성 화훼식물의 향기분석과
아로마테라피적 적용

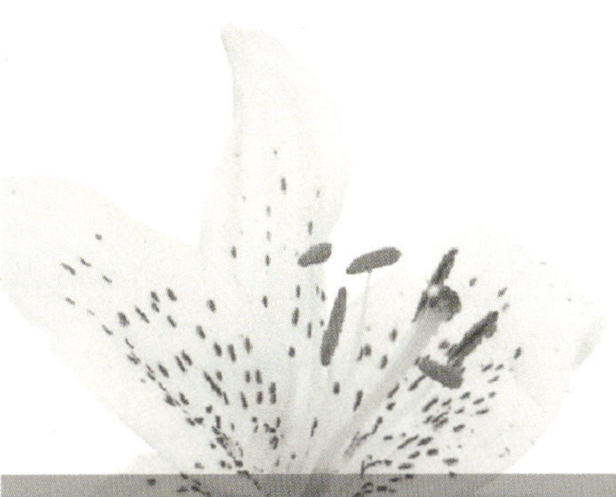

이 정 아 지음

아로마테라피적 적용

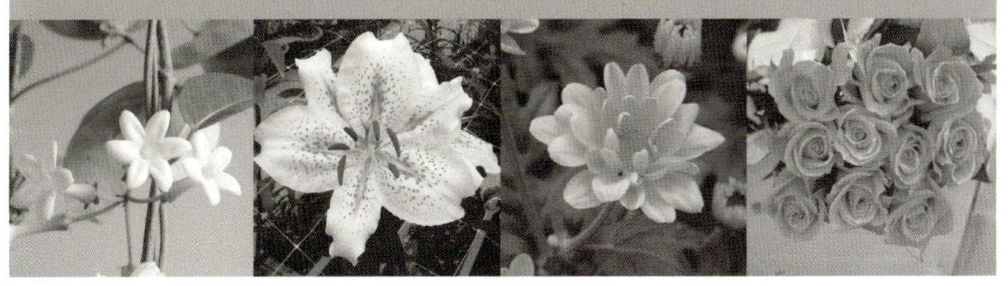

한국학술정보[주]

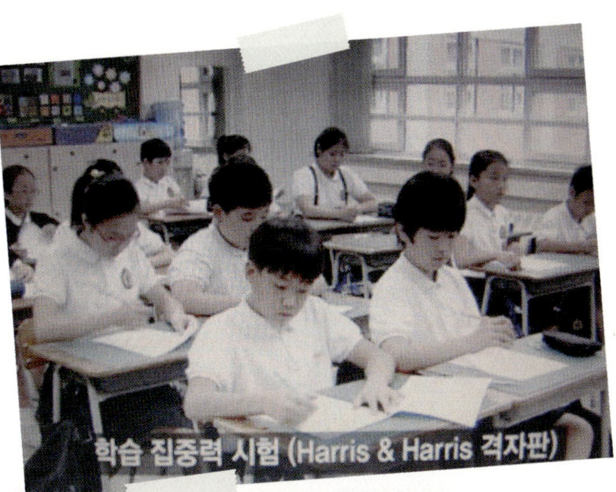

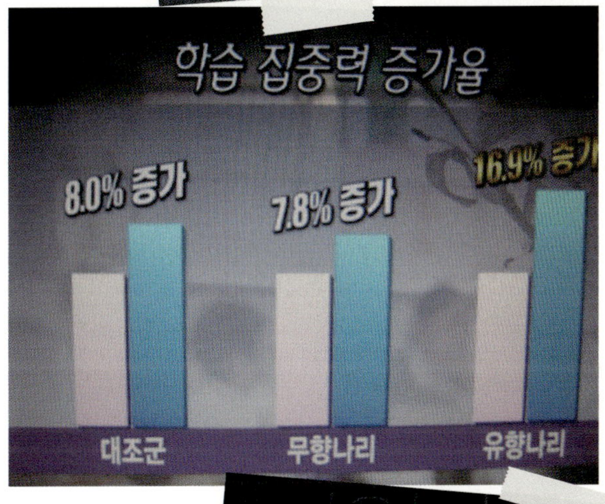

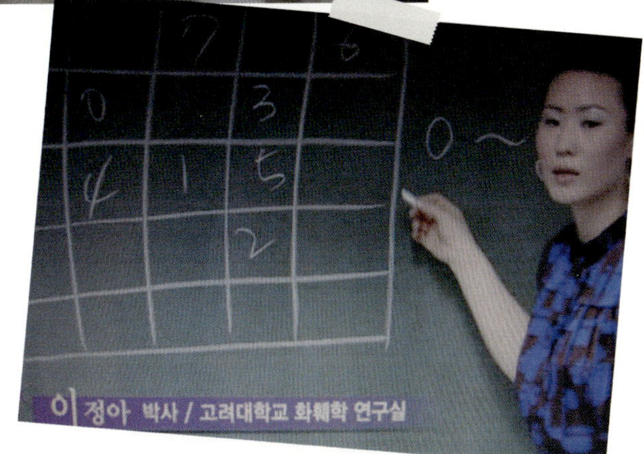

＊ KBS 1TV KBS스페셜≪꽃의 비밀≫(2007년 9월 2일(일)) 방영

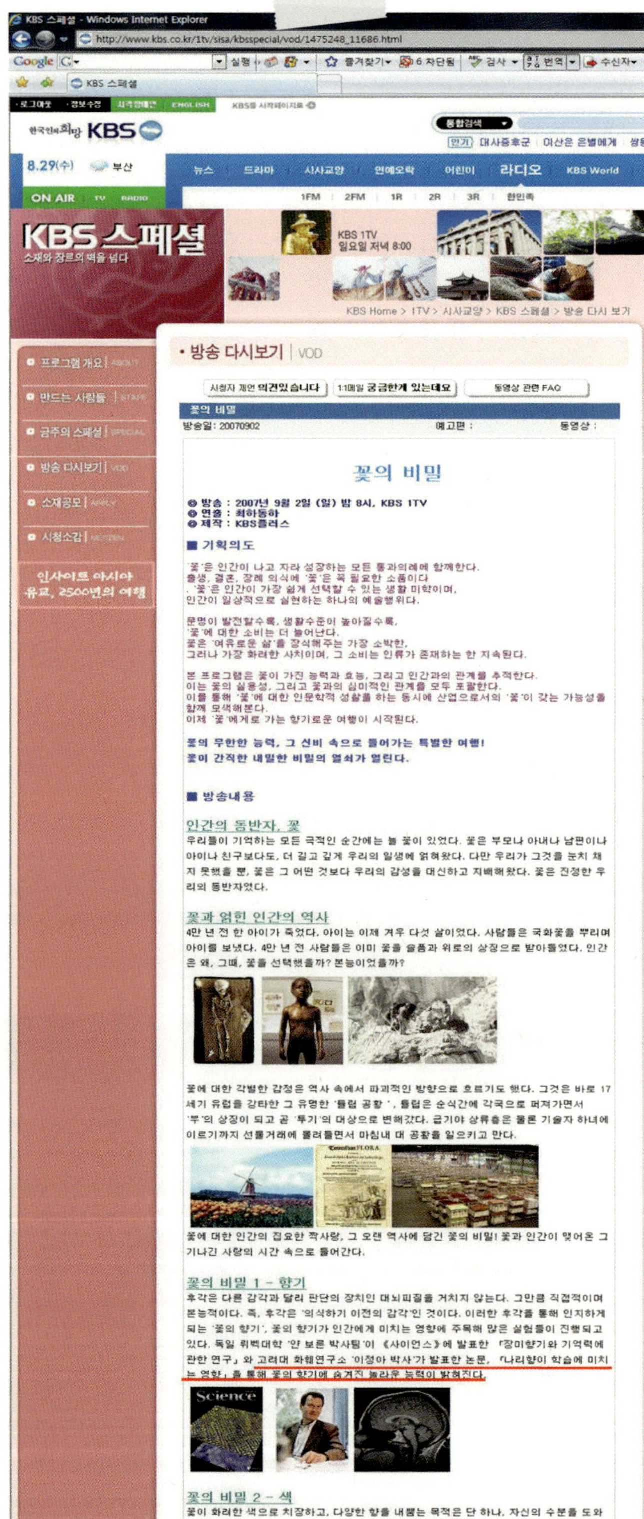

• 방송 다시보기 │ VOD

시청자 제언 의견있습니다   1:1메일 궁금한게 있는데요   동영상 관련 FAQ

꽃의 비밀

방송일 : 20070902   예고편 :   동영상 :

꽃의 비밀

◎ 방송 : 2007년 9월 2일 (일) 밤 8시, KBS 1TV
◎ 연출 : 최하동하
◎ 제작 : KBS플러스

■ 기획의도

'꽃'은 인간이 나고 자라 성장하는 모든 통과의례에 함께한다.
출생, 결혼, 장례 의식에 '꽃'은 꼭 필요한 소품이다
. '꽃'은 인간이 가장 쉽게 선택할 수 있는 생활 미학이며,
인간이 일상적으로 실현하는 하나의 예술행위다.

문명이 발전할수록, 생활수준이 높아질수록,
'꽃'에 대한 소비는 더 늘어난다.
꽃은 '여유로운 삶'을 장식해주는 가장 소박한,
그러나 가장 화려한 사치이며, 그 소비는 인류가 존재하는 한 지속된다.

본 프로그램은 꽃이 가진 능력과 효능, 그리고 인간과의 관계를 추적한다.
이는 꽃의 실용성, 그리고 꽃과의 심미적인 관계를 모두 포괄한다.
이를 통해 '꽃'에 대한 인문학적 성찰를 하는 동시에 산업으로서의 '꽃'이 갖는 가능성을 함께 모색해본다.
이제 '꽃'에게로 가는 향기로운 여행이 시작된다.

꽃의 무한한 능력, 그 신비 속으로 들어가는 특별한 여행!
꽃이 간직한 내밀한 비밀의 열쇠가 열린다.

■ 방송내용

인간의 동반자, 꽃

우리들이 기억하는 모든 극적인 순간에는 늘 꽃이 있었다. 꽃은 부모나 아내나 남편이나 아이나 친구보다도, 더 길고 깊게 우리의 일생에 얽혀왔다. 다만 우리가 그것을 눈치 채지 못했을 뿐, 꽃은 그 어떤 것보다 우리의 감성을 대신하고 지배해왔다. 꽃은 진정한 우리의 동반자였다.

꽃과 얽힌 인간의 역사

4만 년 전 한 아이가 죽었다. 아이는 이제 겨우 다섯 살이었다. 사람들은 국화꽃을 뿌리며 아이를 보냈다. 4만 년 전 사람들은 이미 꽃을 슬픔과 위로의 상징으로 받아들였다. 인간은 왜, 그때, 꽃을 선택했을까? 본능이었을까?

꽃에 대한 각별한 감정은 역사 속에서 파괴적인 방향으로 흐르기도 한다. 그것은 바로 17 세기 유럽을 강타한 그 유명한 '튤립 공황', 튤립은 순식간에 각국으로 퍼져가면서 '부'의 상징이 되고 곧 '투기'의 대상으로 변해갔다. 급기야 상류층은 물론 기술자 하녀에 이르기까지 선물거래에 몰려들면서 마침내 대 공황을 일으키고 만다.

꽃에 대한 인간의 집요한 짝사랑, 그 오랜 역사에 담긴 꽃의 비밀! 꽃과 인간이 맺어온 그 기나긴 사랑의 시간 속으로 들어간다.

꽃의 비밀 1 - 향기

후각은 다른 감각과 달리 판단의 장치인 대뇌피질을 거치지 않는다. 그만큼 직접적이며 본능적이다. 즉, 후각은 '의식하기 이전의 감각'인 것이다. 이러한 후각을 통해 인지하게 되는 '꽃의 향기', 꽃의 향기가 인간에게 미치는 영향에 주목해 많은 실험들이 진행되고 있다. 독일 뤼벡대학 '얀 보른 박사팀'이 《사이언스》에 발표한 「장미향기와 기억력에 관한 연구」 와 고려대 화해연구소 '이정아 박사'가 발표한 논문, 「나리향이 학습에 미치는 영향」을 통해 꽃의 향기에 숨겨진 놀라운 능력이 밝혀진다.

꽃의 비밀 2 - 색

꽃이 화려한 색으로 치장하고, 다양한 향을 내뿜는 목적은 단 하나, 자신의 수분을 도와

contents

Ⅴ. 摘　要 ··· 97

Ⅵ. 引用文獻　··· 103

I

緒　言

　　화훼의 중요성은 최근 급속히 확대되고 있다. 그 배경은 모든 사람이 건강하고 윤택한 정신생활을 자연과 가깝게 영위하고, 생활을 보다 아름답게 하고, 삶의 질을 향상시키기 위해서는 화훼가 필수불가결한 매우 중요한 존재로 인식되고 있기 때문이다.(Kim 등, 2005) 실제로 화훼는 국내·외적으로 감정전달의 수단, 생활환경 개선, 환경보전, 대기정화, 교육효과, 치료효과, 육체와 정신작용의 증진 등 다양한 기능과 역할을 하고 있을 뿐만 아니라, 결혼식, 장례식, 이벤트회사 등에서는 이미 생활필수품화된 지 오래되었다.(KFRS, 2002)

　　최근 들어 스트레스나 불규칙한 생활리듬 등은 많은 병의 원인으로 지적되고 있는데, 그러한 스트레스를 완화하는 과정에서 향의 효과가 주목받게 되고, 정유(essential oils)를 이용하는 아로마테라피(aromatherapy)에 관심이 점점 높아지고 있다.(Kim 등, 2005)

우리가 접하는 냄새는 기분을 좋게 하는 향기가 있는가 하면, 인상을 찌푸리게 하는 나쁜 냄새, 악취가 있으며 각각의 냄새를 맡을 때마다 인체의 반응 역시 다르게 나타난다.(Chung, 2004) 향이 인간의 심리와 생리에 영향을 주는 것에 대해서는 오래전부터 잘 알려진 사실이다.(Nam 등, 2000) 특히 오래전에 잊혀진 정서적인 기억을 일으키거나 진정시키거나 자극시키는 등 정서와 행동의 변화를 일으키는 데 향기의 영향이 크다고 알려져 왔다.(Ehrlichman과 Bastone, 1992) 좋은 향기는 정신의 차원 높은 경지에서 느끼는 것과 동일한 기쁨, 행복감과 사랑하는 마음도 불러일으킬 수도 있으며 상쾌한 향기는 기억에 대한 회상을 촉진시키고,(Ehrlichman과 Halpern, 1988) 회피나 직접적 대면과 같은 비효율적인 방법으로 인간의 갈등을 해결하는 정도를 감소시키기도 한다.(Baron, 1990) 또 마음이 편안하면 생활습관이 좋아지고 건강해지기 마련이며, 무엇보다도 집중력이 향상되므로 무슨 일이든지 잘 해낼 수 있는 자신감을 준다.(Lee, 2005)

그동안 역사적으로 살균소독, 피부미용, 향수제조의 목적으로 사용해 온 100% 천연 식물성 물질이 인체의 중추신경계와 내부 장기에 작용하여 치료적 반응을 일으킨다는 사실이 밝혀지면서 최근에 유럽과 북미 각국에서 이에 대한 연구와 임상적용이 활발하게 이루어지고 있다.(Oh, 2000) 인공합성 화학약물이 주를 이루는 현대 의학치료에서 편리성과 효능에 대한 평가 못지않게 부작용과 중독성이 우려되어 그 사용에 있어서 많은 논란을 일으키고 있다. 따라서 특수한 효능을 가지고 있으면서도 부작용을 해소할 수 있는 대체요법이 관심을 끌고 있는 추세다.(Oh, 2000) 아로마테라피도 이러한 대체요법의 하나로 인공이나 합성향이 아닌 식물의 잎, 줄기, 과피, 나무, 뿌리, 종자 등 (Balacs, 1991) 방향성 식물에서 추출한 정유를 이용하여 질병을 예방하고 치료하는 의료방법 중 하나이다.(Oh, 1998) 향을 자연스럽게 흡입함으로써 두통, 피로 불면증 등 여러 가지 스트레스성 증상과 질병을 치료하는 방법(Balacs, 1991)인 아로마테라피는 물질이 가지고 있는 생리화학작용에 의미를 두었던 기존의 치료방식과 달리 물질의 전자기적 에너지의 치료효과를 이용한 것이다.(Koehler, 1989) 최근 실험에 따르면(Shin 등, 2000) 정유가 신체의 특정 부위에 구체적이고 특징적으로 작용한다는 것이 밝혀졌다.

오늘날 향의 심리적 효과에 대한 관심이 높아짐에 따라 과거에는 향의 효능을 설명하는 데 일시적이고 감정적인 증거밖에 없었으나 이제는 정밀한 과학적 실험을 통한 증거가 필요하게 되었다.(Kim과 Ha, 2004) 향에 대한 이론적이며 실증적인 연구는 최근에 이르기까지 거의 이루어지지 않고 있으며, 향에 대한 연구는 다른 감각에 대한 연구와 비교하여 연구가 매우 미비한 실정이다.(Shin 등, 2000) 이러한 이유는 시각이나 청각과는 달리 후각은 화학적 감각이므로 실험 시 타 감각에 비해 정밀성이 더욱 요구될 뿐만 아니라 향에 대해 느끼는 감성이 사람에 따라 다르게 나타나기 때문이었다.(Nam 등, 2000)

더욱이, 기존의 연구들에서는 각각의 원예치료와 관련된 단편적인 효과들을 입증하고 있을 뿐, 원예치료의 효과들을 종합적으로 분석하는 데는 연구 정도나 깊이가 부족한 실정이며, 원예치료 시행이 타 대체치료에 비해 비용－효율적(cost－effective)임을 밝히는 건강 관련 산출요소(health outcome)들에 대한 결과들은 국내외적으로 매우 드문 실정이다.

따라서 본 연구는 방향성 화훼 식물의 향기성분을 분석하고, 기능성 물질 탐색하며, 식물들의 원예치료적 효과와 그에 대한 경제적 가치를 연구하기 위하여 실시하였다.

II

研究史

1. 방향성 화훼 식물의 향기성분 및 이용

꽃의 방향성분은 대부분이 꽃잎 이외에 花瓣化된 萼片과 苞葉 등의 상부 표면 조직의 세포 내에 각종 화합물의 형태로 당 등과 결합되어 있는 배당체로 일정 기간에 걸쳐 저장된다. 각종 꽃향기의 원질인 방향유는 필요에 따라 효소의 역할에 의해 용해되어 공기 중에 향기로 발산한다. 이렇게 발산된 방향유를 인간은 후각신경을 통해 꽃의 향기로 감지하게 된다. 이러한 꽃향기의 유무와 강약은 꽃의 종류 · 크기 · 색채 이외에 꽃을 둘러싸고 있는 외적 요인으로 습도 · 온도 등과 꽃이 자란 장소 · 시각 등에 의해서 달라지며, 꽃의 상태와 환경에 의해서도 크게 영향을 받는다.(Kim 등, 2005) 한편, 꽃향기의 강약과 색채와의 관계를 보면, 하얀색 꽃이 가장 그 향기가 강하고, 이어서 황색 · 분홍색·빨강색 순이며, 청자색·자색·녹색에서는 약해진다. 더욱이 오렌지색과 갈색에서는 꽃의 향기가 가장 약하다.(Kim 등, 2005)

식물의 방향유에 의한 꽃향기는 곤충들을 유인함으로써 꽃의 입장에서 보면 가장 중요한 수분을 조장하는 역할을 하며, 꽃에 함유되어 있는 방향유에는 살균력이 있기 때문에 꽃과 잎 등에 기생하는 미생물의 번식 등을 방지하고, 방향유에 포함되는 페놀류와 알데히드류는 꽃과 잎의 생체 내에서 화학반응을 조장하기도 하고, 증산작용을 억제하여 필요 이상의 수분증발을 경감시키기도 한다. 이 밖에도 발산되는 향기는 해충과 조수의 침해를 방지하는 역할도 하는 등 상상 이상으로 여러 가지의 방부·보호 작용을 하는 것으로 알려져 있다.(KFRS, 2002)

이러한 향기에는 식물성, 동물성, 광물성이 있으나 이들 중 우리 주변에서 인간과 가장 밀접한 관계를 갖는 것이 식물성 향기라 할 수 있으며, 특히 꽃의 향기라 할 수 있다.(Kim 등, 2005) 꽃의 향기는 식물에 따라 천차만별이고 기묘하게도 동일한 향기를 지니는 것은 없다. 또한 인간에게는 전혀 감지되지 않는 향기일지라도 취각이 매우 발달한 곤충들은 서로 다른 향기를 구별하고 자기가 좋아하는 꽃을 식별할 수 있는 것으로 알려져 있다.(KFRS, 2002)

香氣(aroma)는 香, 芳香을 나타내는 언어로 식물에서 추출한 방향성 오일인 에센셜 오일(essential oil) 즉 精油를 이용하여 질병을 예방하고 치료하며 건강의 유지증진을 도모하는 자연요법으로 가장 많이 쓰이고 있다.(Choi 등, 2005) 또한 이러한 성분을 몸에 바르거나 냄새를 맡으면, 신진대사를 촉진하고 뇌에 메시지를 전달해 각 기관과 호르몬, 림프계, 혈관계, 면역계 등 생리대사기관의 활동을 원활하게 함으로써 항박테리아, 항바이러스, 통증 완화, 스트레스 완화, 수면유도 효과와 같이 몸은 물론 기분이나 성격 등 마음에도 영향을 미친

다.(Choi 등, 2005)

약리 활성성분을 포함한 천연성분이나 식물추출물의 향을 흡입했을 때 일어나는 신체의 생리적, 정신적 변화에 대한 연구는 최근 활발하게 진행되고 있다.(Lennox, 1997) 향을 흡입할 때의 심장박동에 미치는 영향을 조사한 결과 장미의 진정효과를 보고하였고, 유발 뇌파변화를 측정하여 라벤다, 자스민의 진정성과 흥분성을 조사한 연구가 이미 진행되었다.(Nachi, 1990) 이처럼 호흡을 통해 흡수된 향 성분은 폐를 통해 혈액 속으로 빠르게 유입, 전신의 생리적 변화를 초래하며 특히 흡수된 향이 정신적이고 감정적인 부분에 관여하고 있는 대뇌변연계에 직접적으로 영향을 미치므로 향을 이용한 심리적, 정신적 조절작용에 대한 유용성이 대두되고 있다. 향의 흡입에 의한 스트레스 완화에 대한 연구도 같은 맥락에서 이루어지고 있다.(Jang, 2000)

이러한 香에 대한 관심의 집중이 현재에 와서 이루어지게 된 계기는 크게 두 가지 관점에서 살펴볼 수 있는데, 첫째로 후각기능이 다른 감각기관에 비해 쉽게 피로하다는 점이다. 그 예로 처음 라일락 香을 맡을 때는 매우 쉽게 냄새를 느낄 수 있으나 오래 지속되면 후각기능이 피로하여 냄새를 느끼지 못한다. 둘째로 산업사회에서 후각기능이 가지는 商品力이 다른 기관에 비해 떨어진다는 점이다. 시각과 청각을 통한 제품에 대한 인지도는 5% 내외지만, 香이 다른 감각기관을 통해 인지되는 것보다 더 우리의 뇌리에 지속된다는 점에서 香에 대한 관심 집중은 현대 산업사회에서 많이 입증되어오고 있으며(Yang 등, 2004) 또한, 식물의 香은 인간에게 즐거움과 안정감을 주는 등(Carpenter, 1975, Robinette, 1972) 인간에게 미치는 심리적 효과는 크다고 한다.(Lim, 1970)

추출에 의해 얻어진 香氣成分은 우리나라의 생활수준이 향상됨에 따라 생활 전반과 각 산업 분야에 활발하게 접목되어 활성화될 수 있다.(Oh, 2000) 아로마 콘셉트로 만들어지는 기능성 화장품으로 각종 화장수, 로션, 크림, 그리고 다른 향수와 차별되는 건강향수 등의 화장품 산업이나 정신과, 내과, 피부과, 산부인과, 정형외과, 통증클리닉 등에서 의학적 대체요법 내지는 보완적 요법으로 의약품이나 의약부외품으로 자리잡을 수 있는 의료산업에도 이용할 수 있다.(Oh, 1998) 생활 인테리어 측면에서는 공기정화, 소취 및 탈취, 해충퇴치의 용도나 아파트 향공조 시스템, 휴식공간에의 건강香 설치 등으로도 사용이 가능하며, 스포츠 분야에서는 경기력 향상과 스포츠산업과의 공조체제로의 발전이 가능하다. 교육 분야에서는 학습환경 조절, 학습능력 개발, 교육적 정서기능의 강화에 기여할 수 있고, 마지막으로 미래 산업적 측면을 살펴보면 첨단의 의학, 화학, 바이오 산업적 분야에 응용할 수 있다.(Oh, 2000)

또한, 제품에 있어서 향기의 중요성은 감성의 시대를 맞아 그 중요성이 더욱 부각될 것이라 생각되며, 이에 따라 최근에 향기가 소비자 행동에 미치는 영향에 대한 관심이 높아지고 있다.(Green, 1993, Miller, 1993, Spangenberg, 1996)

天然香料의 原料인 精油는 주로 식물의 내분비선에서 분비되는 2차 대사산물로서 꽃, 잎, 열매, 목질부 및 수피 등 거의 모든 부위에 존재하며 식물 種이나 부위에 따라 독특한 향기를 나타내며,(Lee 등, 1999) 香氣成分의 대사는 상당히 다양하다. 마다가스칼(*Angraeum sesquipeclaea*) 꽃향기에는 상당량 또는 소량의 isobutylaldoxine과 2-methylbutylaldoxime 등 30여 개의 성분이 관여하고 있으며 이들은 각각에 해당하는 아미노산 즉 oxime계로 leucine, phenylalanine, valine과 isoleucine에서 유래되는 것으로 보고 있다.(Lee 등, 1999)

꽃향기는 꽃색소와 관련되는 것도 있다. 'ionone-floral' image의 꽃향기들은 독특한 group을 이루고 있는데, 꽃색을 이루는 carotinoid의 분해산물이 많이 포함되어 있는 것이 특징이다.(Park, 1999) 특히 β-ionone과 그 유도체들로 orange-yellow나 yellow-brown색을 내는 β-carotene이 있고 이들이 동시에 절단효소들을 가지고 있을 때만 'ionone-floral' scent를 방출한다. 이로서 색소 화합물에서 향기가 유래하는 것으로 볼 수 있다.(Kaiser, 1993)

香氣成分은 하나의 꽃에서도 부위별로 다른 경우가 있다. 캘리포니아의 일년생인 clarkia는 세 개의 benzyl benzoate와 methyl salicylate를 방출하는 반면 암술은 benzyl benzoate를 주로 낸다. 이와 관련된 효소들의 활성이 꽃 內 부위별로 달리 조절되기 때문이다.(Dudareva 등, 1998) 수선화 속에서는 꽃향기가 종간에 차이가 있으나 형태상의 분류와는 일치하지 않았으며, 공유 생합성 경로가 오히려 형태상, 진화상 깊은 관계가 있는 것으로 나타났다.(Dobson 등, 1997)

이런 精油들은 인류 최초의 의약품이었다. 고대인은 약리적인 특성이나 향기를 가진 식물을 성스럽게 여기고, 이것을 이용하여 자기의 건강을 유지시켰을 뿐만 아니라, 종교적인 의식으로도 사용하였다.(Park, 2003) 고대 이집트의 상형문자 해독본과 중국의 필사본에 의하면 사제들과 의학자들은 천연 오일을 기원전 수천 년 전부터 사용했음을 보여준다. 성경에는 香料에 관한 188번의 언급이 있으며 frankincense, myrrh, hyssop, rosemary, galbanum, cassia, cinnamon, spilenard 등은 종교적 의식, 질병을 치료하는 데 사용되었다. 성경 예언자들은 천연 오일을 질병으로부터 몸을 보호하는 물질로 인정하였다고 하며, 동방박사들은 아기 예수에게 frankincense, myrrh 오일을 가져왔다고 한다.(Balacs, 1991)

오늘날 의학 보고서는 frankincense 오일이 매우 높은 면역 성분을

20

가지고 있다는 것을 밝혔으며, 또한 천연 오일은 산소분자를 포함하고 있는데, 이는 영양분을 인체의 각 세포에 전달해주는 구실을 한다고 했다.(Yang 등, 2004) 또 천연 오일은 질병과 박테리아, 바이러스, 곰팡이와 같은 것이 살 수 없는 환경을 만드는 데 효과적이라는 것도 밝혔다. 예로, 베르그보넨 크라우트 오일의 경우 특히 phenol성분이 많이 들어 있어 그것 때문에 무엇보다 박테리아를 비롯한 감염 예방 기능이 뛰어나고, 레몬 오일에는 phenol성분 대신 monoterpene성분이 대량 들어 있는 것을 알 수 있으며, 계피 오일의 경우 특히 aldehyde 성분이 많이 들어 있으므로 인해 염증 억제 기능이 무엇보다 뛰어나다. Eucalyptus 오일의 경우 무엇보다 oxide가 많이 들어 있어 가래를 삭혀주는 기능이 뛰어난 것으로 알려졌다. 그리고 lavender, chamomile, muscatel 오일 등에는 많은 ester가 들어 있어 이로 인해 마음을 차분하게 해주고 조화롭게 유도시켜주며 염증 또한 억제시켜주는 기능이 뛰어나다.(Yang 등, 2004)

정유의 구성 성분에 대한 기능성으로 免疫性 증가, 抗癌 效果, 노화 억제 및 피부 병균에 대한 抗菌力 등의 약리적 특성이 실험적으로 증명되었으며, 이는 아로마테라피라는 고전적 치료법을 과학적으로 설명하는 데 큰 기여를 하였다(Song, 2000). 또한, 식품업계뿐 아니라 화장품업계에서도 화장품의 방부제로서 천연물 유래의 성분을 적용하는 노력들이 이루어지고 있어, 식물의 정유는 그 본래의 향미적 기능 외의 부가적 기능이 확인됨에 따라 부가가치는 더욱 높아졌다. 식물 정유의 사용범위가 다양한 만큼 그에 대한 연구도 다양하게 진행되었는데, 이러한 배경에는 香氣成分의 탐구를 위한 다양한 精油의 추출 방법과 이를 분석할 수 있는 간편한 분석 방법의 개발이 있었다. 정유 분석 방법의 체계화로 精油成分의 생합성 경로와 이에 관여된 효소와 유전성, 이에 따라 발견되는 새로운 香氣成分에 대한 연구가 좀더 깊이 있게 진행될 수 있었으며 정유의 항산화, 항균 및 항충 활성, 타감작용 등과 인체에 미치는 생리활성에 이르기까지 폭 넓은 연구가 가능하게 되었다.(Song, 2000)

꽃에는 陰陽의 조화가 있어 꽃이 지닌 방향성분이 신체에 좋은 영향을 미치며, 동양의학에서는 밝은 색의 꽃은 활력을 주고 어두운 색의 꽃은 안정효과를 가져온다고 했고,(Sun와 Katakiri, 1992) 꽃이 내뿜는 氣에는 여러 가지 효능이 있으며 증상에 따라 어떤 꽃을 선택할 것인가가 가장 중요하다.(Katakiri, 1996)

식물로부터 香물질을 생산하는 방법은 증류법(distillation), 압착법(expression), 추출법(extraction) 등이 이용되고 있으나, 香氣成分의 추출은 순수하게 분석을 목적으로 하는 추출과정과 추출된 香氣成分을 직접 이용하기 위한 추출법으로 목적에 따라 나누어 고찰할 수 있다. 香의 추출은 원하는 香을 해당 원료로부터 있는 그대로 추출 또는 분리하는 것이 가장 중요하며, 얻고자 하는 香氣成分의 특성에 따라 적절한 추출방법을 선택해야 한다.(Song 등, 2000) 추출방법으로는 용매추출법(solvent extraction)과 증류추출법(steam distillation), 증류와 용매 추출을 동시에 할 수 있는 연속수증기증류법(simultaneous steam distillation extraction, SDE) 등이 오래전부터 이용되었다. 이 방법은 추출 효율이 좋고 간편하기 때문에 향료업계에서 많이 사용하고 있다. 오른쪽 플라스크에 시료와 물을 넣고 가열하여 증류하고, 또 왼쪽 플라스크에는 추출 용매를 넣어 증류하여, 중앙 탑에서 가스 상태의 휘발성 성분을 가스 상태의 용제로 추출하고 용액을 환원시켜 왼쪽 플라스크로 돌려보내 휘발성 성분을 연속적으로 농축시킨다.(Yang 등, 2004) 그러나 용매추출법이나 증류추출법은 용매의 잔류성과 농축과정 중의 향의 손실, 증류 등의 가열에 의한 변성 등으로 고유의 향기성분을 얻는 데 한계가 있다.(Song 등, 2000) 또 정유를 직접 추출할 것이 아닌 경우에는 복잡한 추출과정을 거치지 않고 향기성분만을 취하여 이용할 수 있다. 분석만을 목적으로 할 경우 향기성분을 포집할 수 있는 다양한 방법들이 개발되었는데, 이것이 헤드스페이스(headspace, HS)분석 방법이다. 이 방법은 자연 그대로의 향이 중요한 경우와 향의 추출과정에서 열변성이 나기 쉬운 경우에 효과적으로 있으나, 매우 미세한 향기성분의 경우는 거의 무시되기 쉬우며, 자연 상태에서 얻을 수 있는 양만을 분석해야 하므로 정밀한 분석에는 부족한 점이 있다.(Song 등, 2000)

따라서 본 연구는 다양한 방향성 화훼 식물과 여러 가지 추출방법을 이용하여 나온 식물의 정유를 아로마테라피에 적용 가능하게 하기 위하여 우선, 국내에서 부족한 연구를 보완하고, 원예치료적 도입에 따른 연구를 실행하기 위하여, 방향성 화훼류의 향기성분 분석, 기능성 물질 탐색 등을 통해 이러한 오일 혹은 식물들의 원예치료적 활용에 대한 연구가 매우 필요하다.

2. 방향성 식물 및 기능적 향기성분이
아동의 정서안정과 학습 집중력에 미치는 영향

미시건 대학의 심리학자인 Kaplan(1973)은 원예의 이점 중 하나는 무의식적으로 주의 집중을 지속시키는 매력이 있다고 하였다. 즉 원예를 하는 사람은 그들의 일에 완전히 열중하게 되며 의식적으로 주의 집중하기 위해 노력을 기울일 필요가 없어진다. 주의 집중이란 다른 생각을 배제하는 것으로 원예를 하는 사람들은 일상적인 걱정과 신경 써야 할 하루 일과로부터 휴식을 갖게 된다. 완벽하진 않지만 이 내용은 식물을 이용한 다양한 작업에서 얻어지는 여러 가지 이로운 효과를 보여준다.(Choi, 2004)

최근 몇 년 전부터 우리 사회에서는 '학교 교육의 위기, 교실 붕괴'라는 말이 널리 쓰이고 있다. 신문과 방송 등의 언론에서는 앞 다투어 수업 중에 학생들이 졸고 있거나 잠을 자고 있는 교실 현장, 교사의 지시와 통제를 거부하는 학생들의 모습, 폭력과 집단 따돌림이 난무하는 학교 현장 등을 '학교붕괴'로 보도하면서 이 문제가 교육계는 물론 우리 사회의 주된 관심사로 부상하기 시작하였다.(Shon과 Cho, 2004)

청소년기는 생애 주기 중에서 다른 시기에 비해 많은 스트레스를 경험하며 특히 적응에 있어서 많은 문제점이 표출되는 시기로 알려져 있다. 이 시기는 아동에서 성인으로 옮겨가는 과도기적 상태여서 신체뿐 아니라 인지, 정서 그리고 사회적 면에서 급격한 성장과 변화를 경험하는 시기이기 때문이다.(Jeong, 1999)

스트레스란 일상생활에서 경험하게 되는 생명현상 중의 하나이며 모든 종류의 급성, 만성의 스트레스는 행동, 정신 기능에서 다양한 정도의 퇴행을 일으킨다. 스트레스 상태에서 기분 좋은 향을 흡입할 때 불안, 공포, 분노 등의 직접적인 기능과 밀접한 관계가 있는 대뇌변연계에 작용하여 스트레스가 완화되게 된다.(Zatorre 등, 1992, Buckle, 1993, Martin, 1996)

스트레스는 성인들뿐만 아니라 학생들도 일상생활의 다양한 문제에 봉착했을 때 겪는 일반적인 현상이다. 학업이나 입시에 과중한 부담을 안고 있는 요즈음의 학생들은 전보다 더 많은 스트레스를 겪고 있는 것이 사실이다. 어른들이 보기에는 사소한 학생들의 학교생활, 친구관계, 학업성적과 같은 사건들이 학생들의 입장에선 매우 심각하며 끊임없이 스트레스를 주는 상황에 직면하는 경우가 많다.(Yoon, 2004) 학생들의 스트레스가 학업부진, 우울, 불안감, 학교생활 부적응, 공격성, 문제행동 등과 밀접한 관계가 있다는 것은 많은 연구(Han, 1996)에서 논의되어 왔으며 학생들의 스트레스가 폭력, 자살, 약물복용 등의 사례로 연결될 수 있다고 하였다.(Kim, 1993)

향의 스트레스 완화효과를 정량적으로 평가하는 수단으로 향 흡입 전, 후의 뇌파변화, 그중에서도 α-파의 변화를 기준으로 하여 그 효과를 조사하게 된 배경은 뇌파는 중추신경 활동, 특히 대뇌피질의 활동수준을 판정하는 데 적합하며, 전극에서 유도되는 주파수의 성분으로 대뇌활동의 각성 레벨을 알 수 있으며 흥분상태, 불안상태, 안정상태 등의 기능 상태를 판정할 수 있다.(Lorig, 1989, Klemm 등, 1992, Schacter, 1997) 정신적 긴장 등의 상태에서는 13-30Hz 전후의 β-파의 증가가 나타나고, 안정상태에 접어들면 α-파라는 8-13Hz의 파가 나오게 된다. 이러한 α-파의 출현 빈도나 증감을 관찰하는 것으로 스트레스를 평가할 수 있다.(Jang, 2000)

또한, 학생들이 성장하면서 받게 되는 교육은 대부분이 학급이라는 공간에서 이루어지며, 담임교사와의 관계는 인지적 측면에서뿐만 아니라 정의적 측면에서도 매우 지대한 영향을 미친다.(Chi와 Kim, 2004)

Buber(1954)는 진정한 만남을 통하여 인간성 회복이 가능하며, 교육의 인간화를 위한 선행조건이 될 수 있다고 하였으며, Rogers(1969)는 교사와 학생의 성공적인 관계성 발달에 의해 충분히 기능하는 사람(fully functioning person)이 될 수 있다고 지적하였다. '살아 있는 교실'은 가르치는 자와 배우는 자의 진정한 만남이 이루어지는 교실을 말하며(Kim, 2000) 즉 교사와 학생 간의 관계가 올바로 확립될 때 교육이 다시 살아날 수 있다는 것을 말하는 것이다.

교사가 학생에게 미치는 영향은 학생이 발달함에 따라 다른 양상을 보일 수 있다. 동일한 교사라 할지라도 학생과 사고 발달과 함께 다르게 인식될 수 있으며, 교육환경 및 풍토 측면에서 그 영향이 다르게 미칠 수 있는 것이다.(Chi와 Kim, 2004) 학생들의 발달수준에 따라 교사의 영향력을 바람직한 방법으로 개선시키기 위해서는 교사에 대한 학생의 인식에 대한 연구와 함께 학생의 발달과 함께 그러한 인식이 어떻게 변하는지를 알아볼 필요가 있다.(Chi와 Kim, 2004)

학교 교육의 성과를 결정하는 데 있어 학교의 역할은 매우 중요하다. 그러나 학교의 중요성은 학생－교사 비율, 학급당 학생 수, 물리적 교육시설 등과 같은 객관적인 지표보다는 인적 투입요소, 즉 교사에 있으며 그중에서도 학위나 경력과 같은 관측 가능한 요인보다는 교사의 수업 운영방법과 같은 질적 특성이 보다 중요하다고 강조하고 있다.(Oh, 1993)

3. 방향성 화훼 식물의 향기성분 분석 및
치료적 효과검증에 대한 비용－효과분석

경제적 편익의 측정이 거의 불가능할 경우 사용하는 방법이 비용－효과분석(cost－effectiveness analysis)이다. 비용－효과분석에서 가치 측정이 전적으로 배제되는 것은 아니며, 비용은 비용－편익분석에서와 똑같은 개념과 절차에 따라 측정되어야 한다. 다만, 효과를 측정할 때 화폐단위보다는 물리적 단위를 사용하여 측정하게 된다.(Kim, 2004)

비용－효과분석은 다음과 같은 두 가지 중의 한 가지 방법을 통하여 이루어진다. 첫째로는 목표(효과)가 알려지고 주어져 있다고 할 때 이 목표를 달성하는 데 가장 적은 비용이 들어가는 대안을 선택하는 방법이며, 둘째로는 예산(비용)이 주어져 있다고 할 때 이 예산하에서 목표를 최대로 달성하게 하는 대안을 선택하는 방법이다. 이 두 가지 방법 중에서 어느 것을 택하든지 여러 대안들의 비용과 효과를 적절히 측정하고 평가하여 대안들 중의 하나를 선택하게 된다. 첫 번째 방법을 택한다면 각 대안의 비용-효과 비율을 계산하여 이 비율이 가장 낮은 대안을 택해야 할 것이며, 두 번째 방법을 택한다면, 각 대안의 효과-비용 비율을 계산하여 이 비율이 가장 높은 대안을 택하는 것이 원칙이다.(Kim, 2004)

이때 분명히 해야 할 사항은 비교대상인 각 대안들이 동일한 성격의 목표(효과)를 가지고 있으며 그 목표가 무엇인지 확실하게 규명되고, 비록 화폐단위가 아닌 물리적 단위에 의한 것이라도 동일한 잣대로 명확하게 측정될 수 있어야 한다는 것이다. 서로 다른 목표를 가지고 있는 사업들에 대해서는 비용·효과분석에서 이를 비교 평가할 방법이 없다.(Kim, 2004)

비용-효과분석(cost-effectiveness analysis)은 특정 프로그램이나 활동의 운영에 대하여 체제의 성과를 측정함으로써 사업성을 평가하는 기법의 하나이다. 이 분석법은 특히 프로그램 운영체제 전반에 투입된 모든 요소를 비용으로 환산하고 비용을 산출된 효과와 대비하여 분석하는 것이다. 비용-효과분석은 대체로 성과가 시장가격(금전)으로 평가될 수 없지만 투입은 평가될 수 있을 때 사용된다.(Education Research Institute, S.N.U., 1994)

교육에서의 비용-효과분석은 두 가지 유형을 취할 수 있다.(Woodhall, 1987) 첫 번째는 똑같은 목표(효과)를 달성하는 다양한 방법들 간의 비교를 통하여 가장 비용이 적게 드는 것을 찾는 것이다. 교육에서 이러한 비용-효과분석은 서로 다른 교육기관, 다양한 유형의 교육, 또는 다양한 교수방법 간에 비교하는 형태를 취하게 된다. 똑같은 목표를 달성하기 위한 다양한 대안들의 비용이 서로 다르다면, 목표를 달성하는 가장 비용-효과적인 방법을 선택하기는 쉬울 것이다. 두 번째의 비용-효과분석은 비슷한 수준의 비용을 지출하는 두 개 이상의 학교나 여타 기관을 서로 비교하여 가장 높은 수준의 산출이나 결과를 달성하는 기관을 찾는 것이다. 가장 비용-효과적인 학교는 동일한 비용으로 최대한의 산출을 가져오는 기관이 된다. 그러나 교육의 산출이나 목표를 측정하고 밝히는 것이 어렵기 때문에 다른 영역에서와 같이 철저하고 만족스럽게 교육에 비용-효과분석을 적용하기는 어렵다.(Education Research Institute, S.N.U., 1994)

비용-효과를 측정하는 지표는 연구자의 시각에 따라 다르지만 효과를 측정하는 지표 중에서 비록 사용된 용어가 조금씩 상이하긴 하지만 학업성취도는 선행 연구에서 공통적으로 등장하고 있는데, 이는 교육에 있어서의 효과는 학업성취도와 관련이 깊다는 사실을 나타내고 있다.(Kim과 Cho, 2005) 보다 적절한 비용-효과분석을 위해서는 학업성취도와 관련된 다른 측정지표를 고려해야 할 필요성이 있다.

III

材料 및 方法

1. 방향성 화훼 식물의 향기 추출, 분석 및 제품 간의 향기성분 비교

1) 재료식물

다양한 화훼 식물 가운데 향기가 다소 강한 방향성 식물 9개 과 15가지 식물을 대상 재료 식물로 하였다(Table 1).

인동과 식물로는 꽃댕강나무(*Abelia grandiflora Rehd.*)를, 국화과 식물로는 감국(*Chrysanthemum indicum*)과 산국(*Chrysanthemum boreale*), 배추과 식물인 스톡(*Matthiola incana*), 붓꽃과 식물로는 프리지어(*Freesia hybrida*), 콩과는 아까시나무(*Robinia pseudoacacia*)와 등나무(*Wisteria floribunda*), 백합과 식물로는 옥잠화(*Hosta plantaginea*), 무

스카리(*Muscari spp.*), 나팔나리(*Lilium longiflorum*), 오리엔탈 나리(*Lilium* Oriental Hybrids), 물푸레나뭇과 식물로는 자스민(*Jasminum polyanthum*)과 라일락(*Syringa vulgaris*), 장미과 시트란 장미(*Rosa hybrida* 'Citran'), 마지막으로 꼭두서닛과 식물인 꽃치자(*Gardenia jasminoides*)를 재료로 하여 향기성분을 추출하였다.

Table 1. Plant materials for aromatic components analysis.

NO.	Family name	Scientific name
1	Caprigoliaceae	*Abelia grandiflora* Rehd.
2	Compositae	*Chrysanthemum indicum, Chrysanthemum boreale*
3	Cruciferae	*Matthiola incana*
4	Iridaceae	*Freesia hybrida*
5	Leguminosae	*Robinia pseudoacacia, Wisteria floribunda*
6	Liliaceae	*Hosta plantaginea, Muscari* spp., *Lilium* Oriental Hybrids, *Lilium longiflorum*
7	Oleaceae	*Jasminum polyanthum, Syringa vulgaris*
8	Rosaceae	*Rosa hybrida* 'Citran'
9	Rubiaceae	*Gardenia jasminoides*

2) 향기 추출 및 분석

여러 가지 향기 추출방법 중 본 연구는 연속수증기증류법(simultaneous steam distillation extraction; SDE)과 헤드스페이스법(headspace sampling; HS)을 이용하여 향기성분을 추출하였다.

SDE법을 이용한 정유의 추출은 고려대학교 생명환경과학대학 원예과학과 화훼학 실험실에서 실시하였으며, HS법은 성균관대학교 공동기기원(CCRF)에서 실시하였다.

추출한 향기성분의 분석은 성균관대학교 공동기기원의 GC/MSD를 이용하여 분석하였다.

(1) 연속수증기증류법
(simultaneous steam distillation extraction; SDE)

식물재료의 정유함량과 정유성분을 알아보고자 각 시료별 생체중(50g)을 측정하고 정유 추출은 'Likens과 Nickerson type'의 연속증기증류장치(simultaneous steam distillation extraction apparatus; SDE)를 개량한 Schultz 등(1977)의 방법으로 추출하였다. 추출용매는 diethyl ether를 사용하였다. 사용한 diethyl ether(C(CH3CH$_2$)$_2$O)의 F.W.(formula weight)는 74.12g이고 B.P.는 34.2℃이며 순도 99.9%의 미국 Tedia 주식회사의 제품을 사용하였다. 냉각수 온도는 5℃로 맞추어 2시간 동안 추출하였다.

추출한 후 유기용매 층만을 분리하고 수분을 제거하기 위해 magnesium sulfate, anhydrous(MgSO$_4$)로 탈수하여 24시간 동안 0℃의 냉장고에서 1일 동안 방치하였다. 이를 여과지에 여과한 후 추출용매를 제거하기 위해 ice box, 0℃에서 질소기류로 농축하였다. 이는 휘발성이 강한 정유물질이 농축 시 소실되는 것을 최대한 막기 위해서였다. 그 후, 식물의 정유함량을 산출하기 위하여 생체시료의 무게와 수증기 증류에 의해서 얻어진 정유의 무게에 대한 백분율로 환산하였다. 이때 정유를 생체시료에서 추출한 것은 나리(*Lilium longiflorum*)를 이용해 1주일 동안 건조 또는 냉동한 시료와 생체시료로 실험한 결과 생체, 냉동, 건조 시료의 순으로 정유수율이 나왔으므로 정유성분의 손실을 최대한 막기 위하여 생체시료를 이용하여 추출하였다.

Likens과 Nickerson법에 의한 추출은 각 시료의 생체중을 측정한 후 이를 오른쪽 1L의 둥근 플라스크에 시료와 생체중의 4배 부피(증류수 200mL/시료 50g)의 증류수를 혼합하여 Likens과 Nickerson 장치에 연결하고 왼쪽의 100mL 둥근 플라스크에는 증류수의 1/10비율 부피(용매 20mL/증류수 200mL)의 추출용매를 넣은 후 2시간 동안 증류하였다. 이때 시료 쪽의 플라스크는 80℃로, 용매 쪽의 플라스크는 50℃로 가열하였고 이 장치는 다음과 같다(Fig. 1). 증류는 시료가 끓기 시작하여 시료의 증기와 용매의 증기가 만나 용매가 정유를 포집하는 시점을 시작으로 2시간 동안 증류하였다. 그 후 왼쪽 플라스크의 용매와 U자형 관의 용매 층을 혼합하여 정유성분을 분리하였다.

Likens과 Nickerson 법의 원리는 증류되는 용매와 시료의 증기가 만나 정유성분만 용매에 포집하여 각각 다른 비중에 의해 U자 관에서 분리되어 정유성분을 포함한 용매는 왼쪽 관을 따라 플라스크에 포집되고 비중이 높은 수용성 성분은 오른쪽 관을 따라 내려가 계속 순환되는 방식으로 증류하였다(Fig. 1).

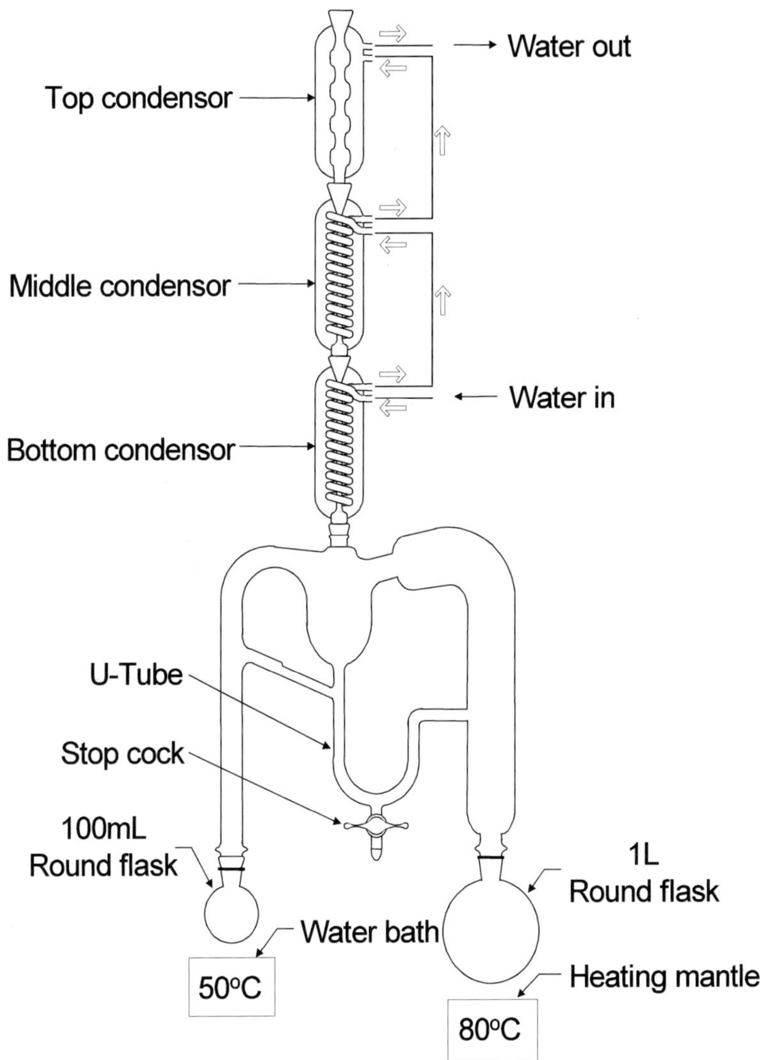

Fig. 1. Apparatus used for the simultaneous steam distillation and extraction of volatile compound(Likens and Nickerson's Apparatus) (Chaintreau, 2001).

(2) 헤드스페이스법(headspace sampling; HS)

시료를 헤드스페이스용 용기에 약 0.1g 정도씩 담고, 밀봉한 후 가스용 주사기를 사용해서 약 1㎖의 휘산된 가스를 취한 후 직접 GC에 주입하는 방법으로, agitator를 사용하여 37℃에서 15분간 교반 후 향기를 분석하였다(Fig. 2).

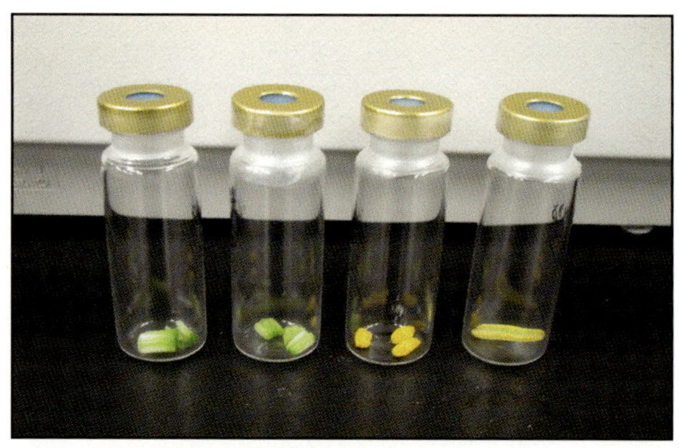

Fig. 2. A photograph showing sample vials used for the present studies.

(3) 香氣成分 分析

향기성분의 분석은 크게 추출방법에 따른 비교(꽃댕강나무 등)와 식물 부위에 따른 비교(산국, 감국, 옥잠화, 나팔나리 등)로 나누어 실시하였다. 그 외에 프리지어, 아까시나무 등의 향기성분을 분석하였다.

각 시료별 향기성분을 알아보고자 gas chromatography/mass spectrometry를 이용하여 분석하였다. 분석에 사용된 정유는 추출용매인 diethyl ether를 추출용매: 정유 = 10 : 1 비율로 희석하였고, 분석 조건은 다음과 같다(Table 2). 성분 분석은 표준물질 및 GC / MSD의

mass spectrum data로 확인하였다.

GC/MSD에 사용된 column은 HP-5MS로 5% phenyl, 95% methyl silicone으로 충진되어 있고 비극성이며, 주로 aroma compounds, halogenated compounds, alkaloids, drugs, FAMEs 등의 분석에 사용한다.

Table 2. GC/MSD condition for separation of flavor components.

Instrument	Agilent 6890 GC/ 5973 MSD
Column	HP-5MS
Oven temp.	50℃/2 min.→ 15℃/min.→ 150℃/5 min. → post 300℃/1 min.
Injection temp.	240℃
Interface temp.	280℃
Carrier gas	He (1mL/min.)
Ionization	EI
Sample size	0.1μL (solvent:volatile compound=10:1)

분석한 각각의 정유성분 비율은 한 성분의 GC peak area(Fig. 3)를 모든 peak의 total area로 나누어 percentage로 계산하였다. 이는 아래의 식과 같다.

정유성분(%) = 정유성분의 peak area ÷ (total peak area - 용매 peak area)

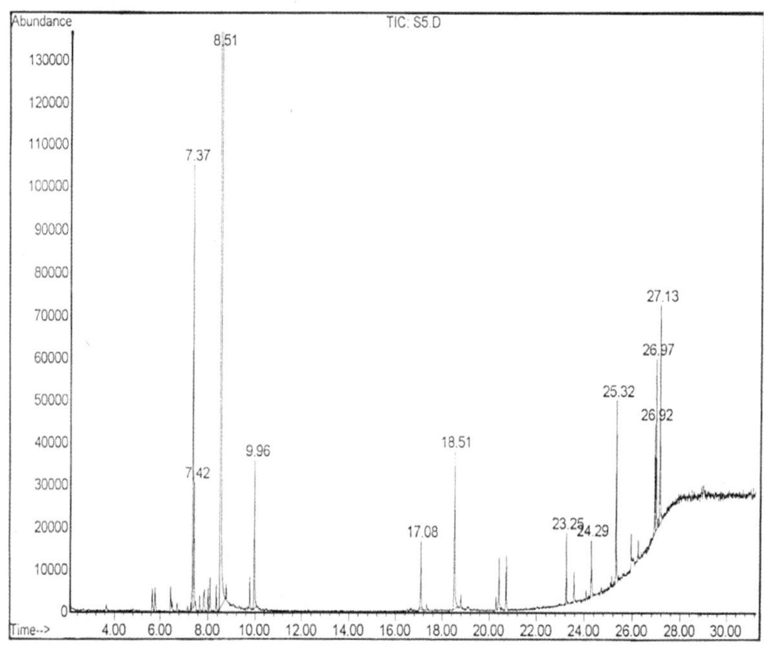

Fig. 3. A photograph showing GC peak area used for the present studies.

3) 방향제품에 따른 향기성분의 비교

시중에 유통되는 방향제품의 향기성분의 비교 분석을 위해 대상재료를 라일락으로 하여 실시하였다.

실험 재료인 라일락(*Syringa vulgaris*) 꽃은 매우 작으며, 색상이 화려하고 musk와 진한 아몬드향기가 모두 혼합된 향기를 가지며, 흰색부터 핑크, 진보라까지 여러 가지 색을 가지고 있다. 이러한 라일락꽃의 향기는 시중에 유통되고 있는 여러 가지 방향제의 대표적인 향기라 할 수 있다. 여러 가지 형태의 방향제품의 향기성분과 라일락꽃 향기와의 성분과 함량을 비교하기 위해서 미스킴 라일락꽃(S. vulgaris cv.'Miss Kim')과 SDE방법으로 추출한 미스킴 라일락꽃 정유, 라일락 오일(인도), 라일락 향수(한국), 라일락 스프레이식 방향제(한국), 라일락향 그레이드(미국) 총 6가지의 향기성분을 분석·비교하였다.

2. 방향성 식물 및 기능적 향기성분이 아동의 정서안정과 학습 집중력에 미치는 영향

1) 초등학교 아동의 정서와 학습 집중력에 관한 연구

(1) 연구방법 및 대상

향기가 좋은 흰색 나리 시베리아(*Lilium hybrida* 'Siberia')와 붉은 색으로 화려하지만 향기가 거의 없는 소르본느(*L.* 'Solobone')를 연구 재료로 하여, 서울시 양천구에 위치한 Y초등학교 1, 6학년을 대상으로 대조군 1학급, 시베리아 2학급, 소르본느 2학급으로 나누어 교실을 장식한 후에 주의 집중 검사와 아동들의 정서에 관한 설문조사를 실시하였다(Fig. 4). 실험 기간은 10일로 하여 봉오리부터 개화기, 노화기까지 모두 관찰이 가능하도록 하였다.

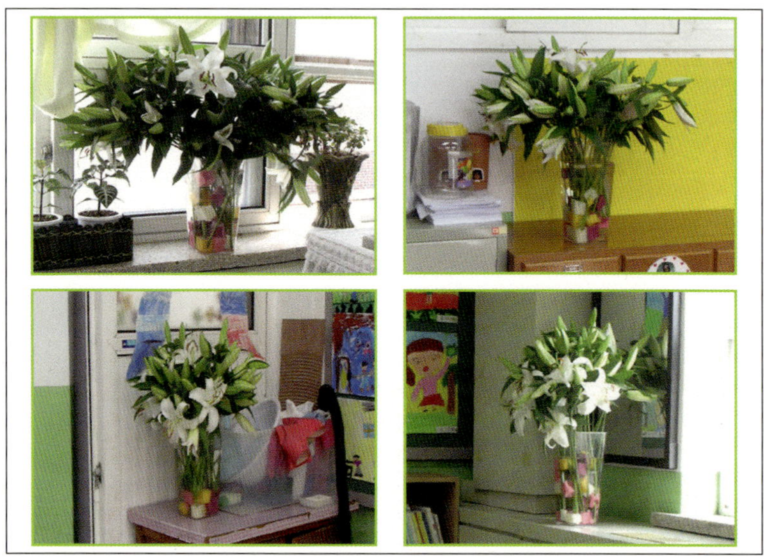

Fig. 4. Arrangement of aromatic cut flowers in different classrooms.

(2) 학습 집중력측정 정서변화

주의 집중력 측정은 Corbett(1998)가 사용한 Mr. Cucui를 수정 보완하여 사용하였고,(Oh와 Cho, 2001)(Fig. 5) 연구 전, 후 2회 실시한 후 점수 비교 하였으며, 아동과 교사를 대상으로 정서변화에 대한 설문조사도 실시하였다.

Mr. Cucui는 1974년 Stephen Diaz가 개발한 것으로 내적 일치성 신뢰도로 계산된 계수(Cronbach α)가 .86으로 높은 신뢰도를 갖고 있다. Mr. Cucui는 Fig. 5와 같이 사람 모습의 형태를 11부분으로 나누고 몸의 한 부분에서 다섯 부분까지 임의의 위치에 7가지 색 중 서로 다른 색을 칠한 카드로 구성되어 있다.

검사는 색이 칠해진 Mr. Cucui를 유아에게 각 5초 동안 보여준 후 가린 다음, 색이 칠해지지 않은 Mr. Cucui를 주고 색이 칠해져 있던 해당 부분에 점을 찍게 하여 맞춘 부분의 수로 평가한다. 그러나 5~7세를 대상으로 한 Corbett(1998)의 연구 결과 다섯 부분까지 모두 기억하는 부분이 없었으므로 난이도를 조정하여 다섯 부분에 표시된 카드는 제외하였다.

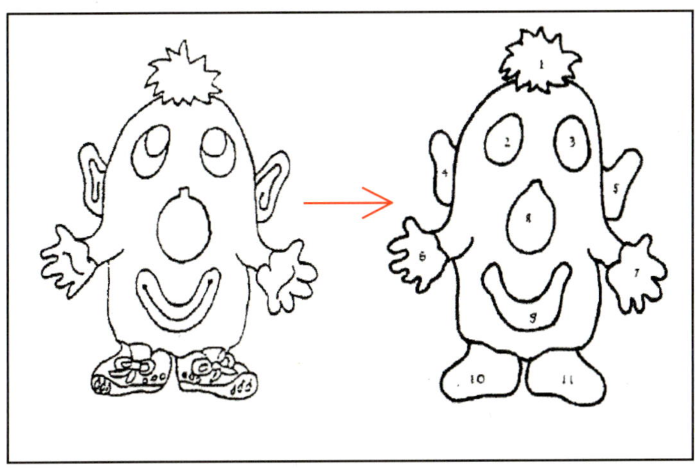

Fig. 5. Picture of Mr. Cucui used for the present studies.
(Oh와 Cho, 2001)

아동의 주의 집중력 측정을 위해 사용하는 Mr. Cucui 카드는 총 20장으로, 1가지 색상이 1곳에 색칠해진 카드가 5장, 2가지 색상이 2곳에 색칠해진 카드가 5장, 3가지 색상이 3곳에 색칠해진 카드가 5장, 4가지 색상이 4곳에 색칠해진 카드가 5장으로 구성되어 있다(Table 3).

사용 도구의 적절성을 조사하기 위해 예비검사를 실시한 결과, 아동들이 7가지 색 중 빨강색, 주홍색, 분홍색의 구별, 보라와 파랑색의 구별을 잘하지 못하여 빨강, 노랑, 파랑, 밤색 4가지로 색을 제한하였다(Table 3, Fig. 6).

카드의 색을 잘 기억할수록 높은 점수를 주며, 점수가 높을수록 주의 집중력이 높음을 의미한다.

Table 3. Card numbers and color of Mr. Cucui.

Card No.	Red	Blue	Yellow	Brown	Card No.	Red	Blue	Yellow	Brown
1	9	11			11	4	11	3	8
2	7	10	1	9	12	10	5	2	
3	9				13	8	6		
4	9	7	1		14	3	6	9	1
5	6	11	5	2	15	10			
6	8				16	3	9	6	
7	2	6			17	8	3	11	1
8	10	4	7		18	3	11		
9		1			19	2	1	9	
10		6	1		20	7			

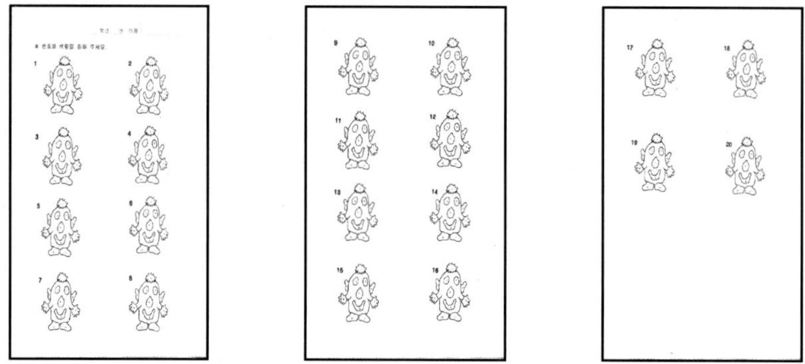

Fig. 6. Picture of test papers used for the present studies.

2) 방향성 화훼 식물의 향기가
중학생의 학습 집중력과 정서안정에 미치는 영향

(1) 연구방법 및 대상

서울시 강남구에 위치한 Y중학교 3학년 3학급과, 경기도 안산시에 위치한 중학교 1학년 3학급을 대상으로 대조구 1학급, 오리엔탈 나리 1학급, 매주 다른 방향성 화훼류를 이용한 1학급(complex)으로 구성하여 1개월간 실시하였다.

연구에 이용한 방향성 화훼 식물인 *Rosa hybrida* 'Citran', *Lilium* Oriental Hybrids 'Siberia', *Matthiola incana* 세 종류의 HS법을 이용한 향기성분은 다음과 같다(Table 4, 5, 6).

꽃장식은 교실 가장자리 네 곳에 설치하였으며, 일주일에 한 번씩 신선한 절화로 교환하였다.

Table 4. Components in Rosa *hybrida* 'Citran' collected by headspace sampling.

NO.	Quality	Contents(%)	Components
1	97	8.53	p-Vinylanisole
2	93	19.04	Toluene, 3,5-dimethoxy-
3	91	1.84	Dodecanol
4	95	0.72	Pentadecane
5	98	1.64	8-Heptadecene
6	95	0.76	Heptadecane
7	98	1.68	6(E),8(E)-Heptadecadiene
8	99	52.79	9-Nonadecene
9	98	5.22	n-Nonadecane

Table 5. Components in *Lilium* Oriental Hybrids 'Siberia' collected by headspace sampling.

NO.	Quality	Contents(%)	Components
1	97	1.31	Isoeugenol
2	93	1.53	Butyl −hydroxy toluene
3	91	1.36	Benzyl salicylate
4	95	1.70	Geranyl butyrate
5	98	3.90	Palmitic acid
6	95	3.74	Farnesol
7	98	2.86	n −Tricosane
8	99	4.87	n −Pentacosane
9	98	3.90	n −Heptacosane

Table 6. Components in *Matthiola incana* collected by headspace sampling.

NO.	Quality	Contents(%)	Components
1	4	1.22	Carbon dioxide
2	99	9.34	Eugenol
3	97	6.57	Methyl Eugenol
4	95	2.63	(Z,E) −α −Farnesene
5	96	79.72	Farnesene
6	99	0.45	cis −Asarone
7	49		Phenol,2,6 −dimethoxy −4 −(2 −propenyl) −

(2) 학습 집중력 측정 정서변화

학습 집중력 측정도구로서 Harris와 Harris(1984)의 격자판을 사용하였다. 격자판은 가로 25cm, 세로 25cm인 정사각형 백지 위에 10x10의 칸을 만들어 0~99까지의 숫자를 무선으로 배열하였다(Fig. 7). 사전·사후 검사에 사용한 격자판은 숫자 배열이 모두 다르다. 사전 측정은 20

부터, 사후 측정은 30부터 숫자를 찾도록 하였으며 측정시간은 60초이다.

학생들은 측정지를 책상 위에 바르게 놓고 앞을 바라보고 있다가 연구자가 지시하는 숫자 이후의 숫자를 찾아 해당 숫자 또는 그 위에 반드시 ○표시를 하도록 하였다. 찾은 숫자는 한 개당 1점으로 환산하였으며 많은 숫자를 찾은 학생이 집중력이 높다. 측정 전에 측정의 필요성과 방법, 유의사항을 설명하고 측정에 성실하고 적극적인 참여를 유도하여 실시하였다. 집중력 측정은 학생들의 눈을 감게 한 후 반드시 연구자가 지시하는 시간을 지켜줄 것을 당부한 이후 '시작' 소리와 함께 집중력 검사지(Fig. 7)의 20번부터 그 이후의 숫자를 순서대로 찾게 하였으며 60초 후 연구자의 '그만'하는 지시에 따라 측정을 마치게 하였다. 사후 측정은 실험처치가 끝나는 4주 후 사전 측정과 같은 장소, 같은 시간대에 동일한 과정으로 같은 변인을 측정했다. 집중력 검사지(Fig. 7)의 숫자배열은 사전 측정과 다르며, 사전 검사와 달리 30번부터 숫자를 찾게 하였다.

한 달 후, 학생들의 정서변화를 알아보기 위하여 몇 가지 질문을 더 실시하였다.

71	76	75	57	21	65	17	28	38	50
85	13	62	81	70	34	41	45	97	10
58	89	93	05	61	32	43	11	25	54
23	66	51	44	09	46	27	79	29	96
99	48	19	72	56	22	88	15	90	59
52	35	03	20	87	83	37	33	69	04
12	92	16	31	02	98	78	67	53	14
86	68	42	82	40	36	64	49	73	84
91	63	39	80	77	30	24	26	01	08
00	94	18	95	06	60	55	07	47	74

A : Before

14	31	46	21	61	19	42	67	35	50
09	37	55	78	45	72	02	29	87	10
49	28	68	13	81	65	94	15	23	70
17	96	34	74	52	06	41	79	83	03
44	66	01	60	92	30	99	59	33	56
98	26	76	36	97	07	57	90	38	43
71	32	20	89	47	22	62	53	00	64
24	93	40	84	16	88	04	91	27	86
77	05	48	69	12	82	95	18	73	80
58	11	54	51	63	39	75	25	85	08

B : After

Fig. 7. Harris & Harris's square used for the present studies.

(3) 뇌파 변화 측정

방향성 화훼 식물의 향기가 중학생들의 뇌파변화에 미치는 영향을 알아보기 위하여 경기도에 위치한 C중학교 1학년생 15명을 대상으로 코수술의 경험이 없으며 현재 약물복용을 하지 않는 후각기능이 정상인 사람으로 선정하여 실시하였다. 뇌파측정은 Laxtha의 QEEG-2(LXE3202) 2채널 전산화 뇌파측정 시스템(Fig. 9)을 이용하여 장미 5명, 스톡 5명, 오리엔탈 나리 5명을 향기 흡입 전 후 각각 5분간 측정하였다(Fig. 10).

뇌파 측정 전에 뇌파 측정이 해롭지 않다는 점과 측정 시 주의사항을 모든 피험자에게 주지시켰으며, 피험자는 약 5분에 걸쳐 뇌파측정 방법에 대한 설명을 듣고 안락함을 느낄 수 있도록 측정실 환경에 익숙해진 후 뇌파 측정을 시작하였다. 가능한 눈깜빡임과 신체를 움직이는 일이 일어나지 않도록 편안한 자세를 유도하였다. 선정된 피험자 중 부모에게 사전 동의를 얻은 학생에 한해서 뇌파 측정을 실시하였다. 꽃향기의 흡입은 꽃을 코 앞 5cm 이내에 두고 자연스럽게 1분 동안 향기를 맡게 하였다. 일반적으로 두피 뇌파 기록에 사용되는 두피 전극 부착은 'International 10-20 system'로 가장 널리 사용되는 뇌파 전극 부착방법으로 각 전극별로 해당 부위가 Fig. 8과 같고 영문자는 각각 front, central, parietal, temporal, occipital을 의미하며 즉 Fp는 frontopolar를 나타낸다. 고도의 인지능력 검사 시 주로 사용하는 전두엽 부분(Fp1, Fp2)에 전극을 부착하였고,(Shin 등, 2003) 측정 후 눈 움직임, 몸 움직임, 근전도, 주변 환경에 의한 잡음에 해당하는 잡파를 제거하였고 긴장이완, 집중할 때 혹은 창의적 사고를 할 때 발생하는 α-파(8-13Hz)의 변화를 관찰하였다. 측정 중에는 내부온도는 24℃, 습도는 40~50%가 유지되도록 하였다.

측정한 뇌파는 raw data에서 근육의 움직임, 눈 깜빡임 등의 잡파
를 프로그램 내의 filtering 시스템으로 제거 후, 각 주파수 별로 정리
하고, 그중에서 편안한 상태일 때나 집중 및 창의적 사고를 할 때 발
생하는 알파파 변화를 집중적으로 관찰하였다(Fig. 11).

(4) 자료의 분석

본 연구의 자료는 컴퓨터를 이용한 통계분석을 실시하였다. 모든 수
집된 자료는 통계분석 프로그램인 SPSS(12.0 for windows)를 활용하
여 분석하였다.

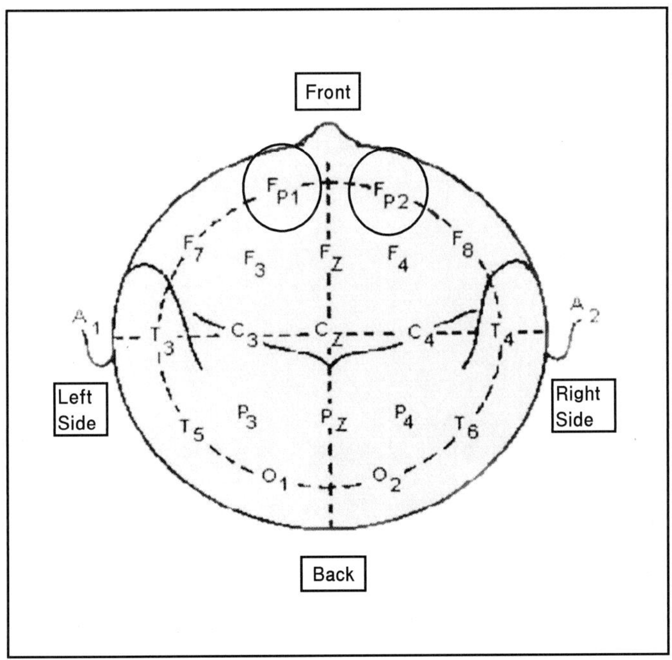

Fig. 8. International 10−20 systems of electrode placement.

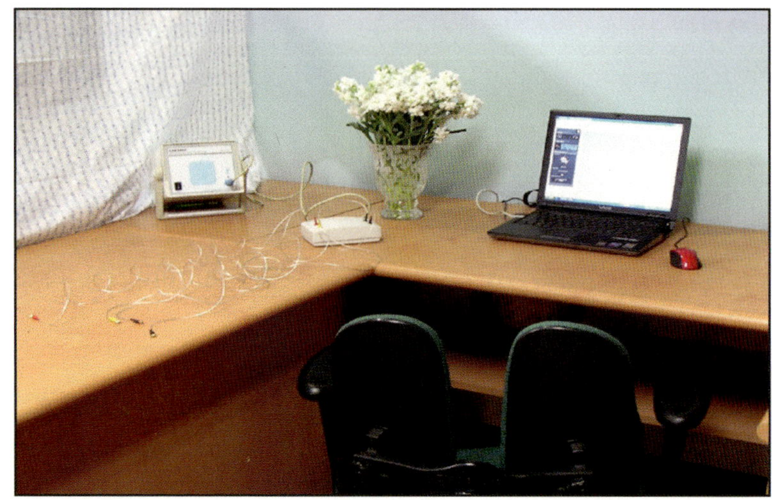

Fig. 9. QEEG−2(LXE3202) used for the present studies.

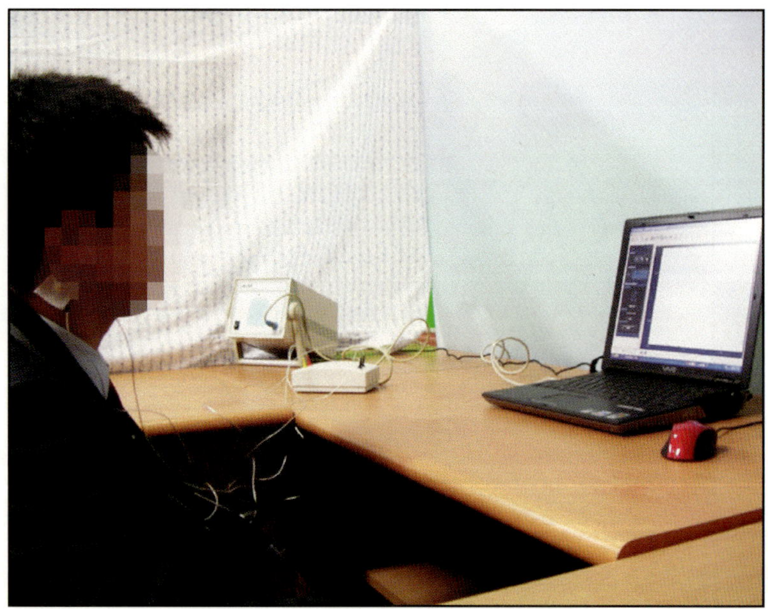

Fig. 10. Measurement of electroencephalogram(EEG).

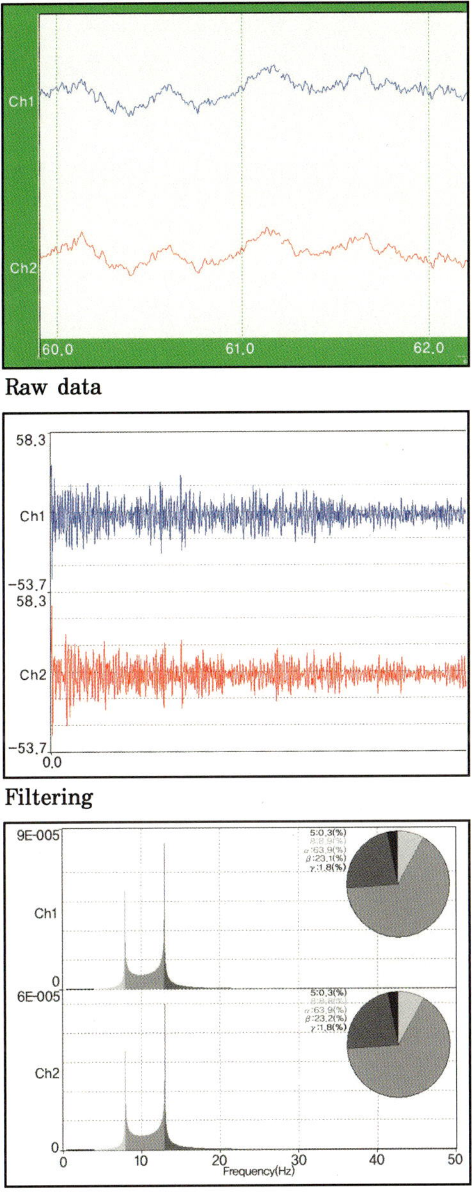

Fig. 11. EEG processing system used for the present studies.

3. 방향성 화훼 식물의 향기성분 분석 및
치료적 효과검증에 대한 비용-효과분석

여러 가지 경제가치 분석 방법 중 비용-효과분석 방법을 이용하여
본 연구의 경제성 분석을 하였다.

1) 교실장식을 통한 '화훼 소비량 분석 모델'설정

비용-효과분석 방법으로 경제성 분석을 하기 위한 첫 번째 단계로
교실장식을 통한 '화훼 소비량 분석 모델'을 설정하였다. 분석모델을
설정하는 방법은 다음과 같다(Table 7).

(1) 초등학교 아동의 정서와 학습 집중력에 관한 연구의
화훼 소비량 산출

연구 대상 식물은 나리 시베리아(*Lilium hybrida* 'Siberia')와 소르
본느(*L.* 'Solobone')로 나리를 장식하지 않은 학급을 대조구로, 나리
'시베리아' 장식 2학급, 나리 '소르본느' 장식 2학급, 총 3개 처리한 것
에 대한 비용을 산출하였다.

(2) 방향성 화훼 식물의 향기가 중학생의 학습 집중력과
정서안정에 미치는 영향에 관한 연구의 화훼 소비량 산출

연구 대상 식물은 장미(*Rosa hybrida* 'Citran'), 나리(*Lilium* Oriental
Hybrids 'Siberia'), 스톡(*Matthiola incana*)으로 하였으며, 아무런 장식
을 하지 않은 학급을 대조구로, 나리 장식은 나리구, 스톡 장식은 스

톡구, 매주 다른 방향성 화훼류를 이용한 학급은 complex구로 설정하
여 소요 비용을 산출하였다.

먼저, 교실 내 방향성 화훼 식물을 이용한 소요 비용을 소모성과 비
소모성으로 구분한 후 1주일, 한 달(4주)의 평균 비용을 산출한다. 그
다음으로 현재 학습 향상 관련 시장의 크기 산출 및 화훼 소비량을
산출하고, 이어서 잠재적 학습향상 시장 크기 산출 및 예상되는 화훼
소비량을 산출하였다.

Table 7. **Analytical model for consumption of flowering plants.**

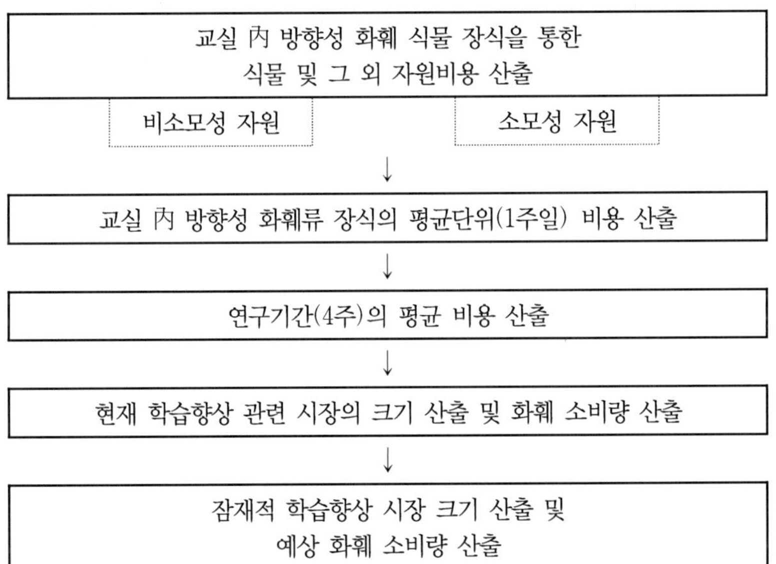

그 다음으로는 '화훼 소비량 분석 모델'을 이용하여, 일반 학생과 연
구대상 학생을 비교하는 본 연구의 화훼 소비량 및 잠재적 화훼 소비
량을 분석하였다.

50

$$\boxed{\begin{array}{c}\text{1학교당}\\\text{연간 평균 화훼 소비량}\end{array}} = \boxed{\begin{array}{c}\text{비소모성자원비용}^{z} +\\\text{연간 소모성 자원 평균비용}^{y}\end{array}}$$

[z] 비모소성 자원 = 설비비 + 도구구입비
[y] 연간 소모성 자원 평균비용 = 연간(평균 56주) 소모성 자원 평균 비용

2) 연구비용에 따른 효과분석을 위한 '비용-효과분석 모델' 설정
(방향성 화훼 식물을 이용한 교실장식에 따른 경제성 분석)

비용-효과분석 방법으로 경제성 분석을 하기 위한 두 번째 단계로 는 연구비용에 따른 효과를 분석하는 '비용-효과분석 모델'을 설정하 는 것으로 방법은 Table 8과 같다.

Table 8. Cost-effectiveness analysis.

$$\boxed{\text{교실장식 비용-효과(ROI)} = \frac{\text{교실장식의 효과}}{\text{교실장식의 투자액}}}$$

* 교실장식: 여러 가지 방향성 화훼류를 이용한 장식

3) 대체법적 분석을 통한 '비용-효과분석 모델' 설정

비용-효과분석 방법으로 경제성 분석을 하기 위한 세 번째 단계로 는 타 방법과의 비용-효과를 비교하는 방법으로, 여러 가지 대체방법 을 설정한 후, 비용에 따른 효과(ROI)를 본 연구에서 사용한 교실장 식 비용에 따른 효과(ROI)와 비교하는 방법이다(Table 9). 비용에 따 른 효과로 표시한 ROI(return on investment)는 투자수익률을 나타내 는 경제용어로, 총투자금액에 따른 순수익을 나타낸다.(Kim, 2004)

Table 9. Compare cost－effectiveness with another plan.

교실장식 비용－효과(ROI)	:	대체방법 비용－효과(ROI)
$\dfrac{\text{교실장식 효과}}{\text{교실장식 투자액}}$	=	$\dfrac{\text{대체치료프로그램의 효과}}{\text{대체치료프로그램 투자액}}$

$$ROI = \dfrac{\dfrac{R_0}{(1+i)^0} + \dfrac{R_1}{(1+i)^1} + \dfrac{R_2}{(1+i)^2} + \dots + \dfrac{R_n}{(1+i)^n}}{\dfrac{I_0}{(1+i)^0} + \dfrac{I_1}{(1+i)^1} + \dfrac{I_2}{(1+i)^2} + \dots + \dfrac{I_n}{(1+i)^n}}$$	R_i : i 번째 term의 경제적 성과* I_i : i번째 term의 투자액 i : 이자율 $\dfrac{R_i}{(1+i)^i}$: i 번째 term의 경제적 성과를 현재가(present value)로 계산 $\dfrac{I_i}{(1+i)^i}$: i번째 term의 투자액을 현재가(present value)로 계산

ROI가 높을수록 경제적 매력도는 높게 나타난다.

(1) 대체법적 분석방법 종류

비용－효과분석 방법 중의 하나인 대체법적 방법을 이용한 분석에서
본 연구에 적용할 수 있는 대체방법으로는 다음과 같이 설정하였다.

(가) 병원 자료로서 삼성의료원, 고려대학교 의료원, 서울아산병원, 단국
     대학교 병원 등을 대상으로 하여 소아 정신병동, 가정의학과(정서
     불안, 집중력 장애 아동) 등의 병원비 비용 산출을 연간 단위로
     산출하여 본 연구의 비용과 비교한다.
(나) 여러 가지 학습 집중력과 기억력 향상에 도움을 주는 보조기기장
     치의 비용을 산출하여 본 연구의 비용과 비교한다.
(다) TNS 미디어 코리아, 한국 갤럽, 성대(아동학과) 등에서 기존에 조
     사한 내용 중 초, 중학생의 학습 집중력과 정서에 관련된 내용 조

사하여 본 연구의 내용과 비교한다.

(라) 정서안정 프로그램으로 알려져 있는 '단학', '선' 등의 초, 중학생 회원 수와 연간 회비 등을 산출하여 본 연구의 내용과 비교한다.

(마) 본 연구를 실시한 후, 효과로 인한 파급효과를 알아보기 위하여 연간 사립학교 지원자를 조사한다.

(바) 각 학급당 소요비용을 1주, 4주, 연간 단위로 산출한다. 초기 투자 비용 많으나 그 다음부터는 소모성 비용인 식물재료와 플로랄폼 비용만이 소요된다. 또 아동과 학생의 동시 참여로 인건비 등의 비용 절감의 효과를 볼 수 있다(단, 교사들의 인식 중요).

위에서 제시한 여러 가지 대체방법 중, 학습 집중력과 주의력 향상에 도움을 주며, 현재까지 120만 명 학생들이 사용하고 있는 'M보조기기'를 중심으로, 이 기기의 이용효과와 방향성 화훼 식물 및 기능적 향기성분이 학생들의 정서안정과 학습 집중력에 미치는 영향을 비용-효과분석 방법을 이용하여 경제적 가치를 분석하였다.

'M보조기기'에 대한 정보는 보조기기회사의 홈페이지와 M보조기기의 관련 논문들(Im 등, 1994)을 중심으로 조사, 분석하였다.

IV

結果 및 考察

1. 방향성 화훼 식물의 향기추출, 분석 및 제품 간의 향기성분 비교

1) 추출방법에 따른 향기성분

추출방법에 따른 향기성분을 알아보기 위하여 대상재료를 꽃댕강나무(*Abelia mosanensis*)로 하여 연속수증기증류(simultaneous steam distillation extraction；SDE)법과 헤드스페이스법(headspace sampling；HS)을 이용한 향기성분을 비교하였다. SDE방법의 경우 benzyl alcohol, benzyl salycilate 등 20종이 확인되었고, 헤드스페이스법(HS)의 경우는 cyclohexasiloxane dodecamethyl－(CAS) 등 2종이 확인되었다(Table 10).

Benzaldehyde는 cinnamon 나무껍질이나 잎, neroli, patchouli, acasia 오일 등에 존재한다. 무색－담황색 액체로 almond와 비슷한 냄새가

난다. 조합 및 식품향료에는 소량 이용되고, 주로 합성향료 및 의약품
의 제조 원료로 사용한다(Yang, 1997).

Benzyl alcohol은 무색의 액체로, ylang-ylang, jasmin, tuberrose 등
에 많이 포함되어 있다. 조향에선 블랜더로 사용되는데, floral 계열에
서 많이 이용하고,(Han, 2001) 각종 조합향료, 도료, 용제, 의약용 등
에 널리 이용한다.(Yang, 1997)

Phenylethyl alcohol 무색, 무향의 액체로 보류제로 사용, 산화방지
력이 있고 화장품에 사용한다.(Yang, 1997)

Table 10. Components in _Abelia grandiflora_ collected by SDE and HS.

NO.	Simultaneous steam distillation extraction	Headspace sampling
1	Trans-2-hexenal	Cyclohexasiloxane
2	Benzaldehyde	Dodecamethyl-(CAS)
3	Benzyl alcohol	Tetradecamethylcycloheptasiloxane
4	Methyl benzoate	
5	Phenylethyl alcohol	
6	Nicotinylhydrazide	
7	Citronellol	
8	Caryophyllene	
9	Germacrene-D	
10	BHT	
11	Phenethyl 2-furoate	
12	Benzyl salycilate	
13	Geranyl linalool isomer	
14	Cyclohexadecane(CAS)	
15	Heneicosane	
16	n-Tricosane	
17	n-Docosane	
18	Oxiranecarboxylic acid, 2-ethyl-3 methyl-3-phenyl-, ethyl ester(CAS)	
19	n-Heptacosane	
20	Methyl acetate	

2) 식물의 개화시기 및 부위별 향기성분 분석

(1) 감국(Chrysanthemum indicum)과 산국(Chrysanthemum boreale)

식물 부위에 따른 향기성분의 차이를 알아보기 위하여 감국
(*Chrysanthemum indicum*)과 산국(*Chrysanthemum boreale*)을 재료
로 뿌리를 제외한 식물 전체, 화기 부분, 줄기 부분으로 나누어 헤드
스페이스법(HS)을 이용하여 향기성분 비교한 결과는 다음과 같다
(Table 11, 12).

Table 11. Components in *Chrysanthemum indicum* collected by headspace sampling partially.

NO.	Components		
	Flower	Flower + Leaf	Leaf
1	Caprylene	Tricyclene	toluene
2	α–Pinene	Camphene	O–XYLENE
3	Camphene	β–Pinene	Pinene
4	MYRCENE	β–Phellanrene	Camphene
5	α–Phellandrene	1,8–Cineole	Benzaldehyde
6	PARA–CYMENE	trans–β–ocimene	β–Pinene
7	L–CAMPHOR	Camphor	β–Phelladrene
8	Chysanthenyl acetate	germacrene–D	β–Ocimene
9	Cyclotrisiloxane,1,3,5–trimethyl–1,3,5–triphenyl–		Camphor
10			β–Caryophyllen
11			Germacrene d

Camphene은 지금까지 정유 중에서 발견된 탄화수소 가운데 상온에
서 유일하게 결정상을 나타내고 있다. 무색 결정으로 약한 장뇌와 유

사한 냄새를 가지고 있으며, 합성 장뇌 제조 중간체로서 중요한 역할을 한다.(Yang, 1997)

Camphor는 camphor 오일에 존재하며, 승화성이 있는 반투명 결정체이다. 의약품, 방충제 외에 여러 가지 향료에 이용한다.(Yang, 1997)

α-Pinene은 삼림의 대표적인 향기성분으로 피로감 경감에 효과가 있음을 자각증상의 조사나 플리커 테스트(flicker test)를 사용하여 측정함과 동시에 쥐의 자발운동이 높게 나타났다.(Yang 등, 2004)

Table 12. Components in *Chrysanthemum boreale* collected by headspace sampling partially.

NO.	Components		
	Flower	Flower + Leaf	Leaf
1	Tricyclene	Tricyclene	Toluene
2	Camphene	Camphene	O-XYLENE
3	β-Pinene	β-Pinene	Pinene
4	β-Terpinene	β-Phellanrene	Camphene
5	1,8-Cineole	1,8-Cineole	Benzaldehyde
6	CIS-OCIMENE	trans-β-ocimene	β-Pinene
7	1,3,7-Octatriene,3,7-dimethyl-	Camphor	β-Phelladrene
8	Camphor	Germacrene-D	β-Ocimene
9			Camphor
10			β-Caryophyllen
11			Germacrene d

1,8-Cineole은 rosemary, eucalyptus oil의 주성분으로, 무색액체이며 장뇌와 같은 냄새를 가진다. 인조 eucalyptus oil이나 살균 방취제, 흡입약으로 주로 이용한다.

藥物書의 원전인 '神農本草經'에 국화는 延命長壽의 꽃이라고 쓰여 있으며, 특히 두통에 효과가 있다고 하였다. 흰색 국화는 寒性식물이기 때문에 흥분을 진정시키고, 균형을 잡아주는 효과가 있다. 발열을 동반하는 두통이나 현기증에 효과가 있으며, 고혈압이나 피로한 눈의 증상 개선에 도움이 된다. 컴퓨터나 OA기기 등 관련자들의 눈의 피로가 풀리고 혈압이 안정되므로, 흰 국화를 꽃꽂이 하여 향기를 즐기는 장소로는 사무실이나 서재 같은 곳이 좋다. 황색 스프레이 국화는 위염이나 위약 증상을 개선해 주며, 스프레이 국화는 꽃이 많고 화려한 분위기를 가지고 있어 안개꽃과 같이 꾸민 꽃다발은 귀엽고 즐거운 느낌을 준다.(Katakiri, 1996)

(2) 나리(*Lilium longiflorum*)

나리(*Lilium longiflorum*)를 재료로 하여, 개화시기 및 부위별 방향성분을 알아본 결과 밀선 부위의 방향성분은 silicone, octamethylcyclotetrasiloxane, tetradecamethylcycloheptasiloxane로 개화단계별 차이는 없었으나, 약(葯)에서는 봉오리 상태일 때는 limonene 등 3종류가, 만개 상태일 때는 밀선과 같은 성분이 나타났다(Table 13).

나리 봉오리의 약에서 나타난 limonene은 많은 정유 특히 citrus계 오일 즉 오렌지, 레몬, 만다린 등에 많이 존재한다. 향기는 신선하며, 어느 정도의 표백효과도 있어 욕실용 세정제, 분말세제에 사용되기도 하고,(Han, 2001) 화장품, 비누, 목욕용 향료, 각종 citrus류 향기의 모방에 이용되고, 식품향료, carvone의 합성원료로 사용한다. Coumarine의 감광성으로 인해 피부염의 원인이 될 수도 있으므로 사용 시 주의를 필요로 한다.(Yang, 1997)

Table 13. Components in *Lilium longiflorum* collected
by headspace sampling.

	Components	
	Nectary	Anther
Bud	Octamethylcyclotetrasiloxane Silicone Dodecamethylcyclohexasiloxane Tetradecamethylcycloheptasiloxane	Octamethylcyclotetrasiloxane Silicone Limonene
Full bloom	Octamethylcyclotetrasiloxane Silicone Dodecamethylcyclohexasiloxane Tetradecamethylcycloheptasiloxane	Octamethylcyclotetrasiloxane Silicone Dodecamethylcyclohexasiloxane Tetradecamethylcycloheptasiloxane

나리의 향기는 목이 마르고 몸이 나른해지는 등 당뇨병 특유의 증상이 개선되어 몸이 거뜬해진다. 거실에 장식하는 것이 좋으며, 한 송이로도 향기가 방안 전체에 퍼지기에 충분하다. 나리 향기를 들이마시면 부교감신경에 영향을 주어 호르몬 분비를 촉진시키고, 당뇨병 특유의 입냄새나 몸의 노근함을 개선한다. 또 하얀색이 신경을 안정시켜주기 때문에 식사 제한 등과 같은 정신적인 스트레스를 받기 쉬운 당뇨병 환자들에게 더욱 효과적이다. 그러나 나리꽃 향기를 너무 많이 맡으면 신경이 흥분되어 불면증을 불러일으킬 수 있으므로 주의해야 한다.(Katakiri, 1996)

(3) 옥잠화(*Hosta plantaginea*)

최근 화훼장식에 많이 이용하고 있는 귀화식물인 옥잠화(Hosta plantaginea)는 잎과 꽃이 아름다운 화훼 식물로서 향기도 좋아, 화기 부위에 따른 향기성분의 차이를 헤드스페이스법(HS)을 이용하여 분석하였다.

옥잠화를 암술과 수술을 포함한 화기 전체, 화서축 하위의 밀선을 포함한 꽃 부분, 약(葯) 3가지 부위로 나누어, HS법으로 시료를 향기 포집 용기에 담고 밀봉한 후 1mL의 휘산된 가스를 GC-MSD로 동정한 후 비교하였다.

화기 전체에서의 향기성분은 linalool(89.6%), limonene(3.4%) 등 모두 9가지 성분이, 화서축 하위의 밀선을 포함한 꽃 부분은 n-hexanal(54.5%) 등 5가지 성분이 나타났다. 약(葯)에서는 linalool(74.1%), limonene(6.1%)외 17가지 물질이 검출되었으며, 화기의 부위에 따라 향기성분의 차이가 있는 것으로 나타났다.

옥잠화 향기의 주성분인 linalool, limonene은 화기 전체와 약(葯)에서 공통적으로 가장 많았고, 그 외에 1,8-cineole, linoleic acid ethyl ester, amyl vinyl carbinol 등의 성분이 나타났다(Table 14).

Table 14. Components in *Hosta plantaginea* collected by headspace sampling partially.

No.	Components(%)		
	Anther	Flower	Bud+Nectary
1	Linalool (74.1)	Linalool (89.6)	n－Hexanal(54.5)
2	Limonen(6.1)	Limonen(3.4)	Amyl vinyl carbinol(16.8)
3	trans－Nerolidol(3.1)	Linoleic acid ethyl ester(1.3)	2－Pentylfuran(15.9)
4	n－Tricosane(2.8)	3－Cyclohexene－1－met hanol,.α.,α.,4－trimethyl－,. (S)－ (1.2)	(E)－7－methyl－1,6－ dioxaspiro[4,5]decane (12.7)
5	n－heneicosane(2.4)	n－Tricosane(1.2)	endo－cis－Bicyclo[3,3,0] octane－2－one(0.1)
6	3－Cyclohexene－1－met hanol,.α.,α.,4－Trimethyl －,(S)－ (2.4)	(E)－4,8－Dimethyl－ 1,3,7－nonatriene(0.9)	
7	13－Tertadecen－1－ ol acetate(2.1)	1,8－Cineole(0.7)	
8	1,8－Cineole(2.0)	Eethyl palmitate(0.7)	
9	Hexamethyl－ cyclotrisiloxane(1.7)	n－Heneicosane(0.5)	
10	Pentadecane(1.3)		
11	Eethyl palmitate(1.1)		
12	Eicosane(0.9)		
13	α－Pinene		
14	Sabinene		
15	4－Terpineol		
16	8－Heptadecene		
17	Heptadecene		
18	Methyl palmitate		

(4) 그 외, 방향성 화훼 식물의 향기성분

대상 작물은 프리지어(*Freesia hybrida*), 아까시나무(*Robinia pseudoacacia*), 무스카리(*Muscari spp.*), 자스민(*Jasminum polyanthum*), 꽃치자 (*Gardenia jasminoides*) 등에 대한 향기성분을 규명하였다(Table 15, 16, 17, 18, 19).

Table 15. Components in *Freesia hybrida* collected by headspace sampling.

NO.	Component
1	Di(2-ethylhexyl) adipate

프리지어 꽃의 향기는 박하 향과 비슷한 향기로, 혈압을 내리는 효과가 있다. 혈압이 높은 사람은 자율신경의 하나인 교감신경이 흥분되어 있는 경우가 많은데, 프리지어 향기는 교감신경에 직접 작용하여 흥분된 신경을 억제하여 정상으로 되돌리는 효과가 있다. 고혈압인 사람은 방에 꽃을 한 아름 꽂아두는 것으로 혈압이 안정되며, 또 꽃에 얼굴을 대고 향기를 맡으면 코막힘이 사라진다. 색은 흰색이나 황색이 강하여 효과적이다.(Katakiri, 1996)

Table 16. Components in *Robinia pseudoacacia* collected by headspace sampling.

NO.	Components
1	Cyclohexasiloxane
2	Dodecamethyl-(CAS)
3	Tetradecamethylcycloheptasiloxane
4	Di(2-ethylhexyl) adipate

Table 17. Components in *Muscari spp.* collected
by headspace sampling.

NO.	Components
1	Pinene
2	Sabinene
3	β－Myrcene
4	Limonene
5	cis－Ocimene
6	2－Carene
7	(E)－Ocimene
8	Hypnone
9	Methyl benzoate

Methyl benzoate는 무색 액체로 딸기향 같은 냄새가 난다. 주로 비
누향료나 공업용 향료에 이용한다.(Yang, 1997)

Table 18. Components in *Jasminum polyanthum* collected
by headspace sampling.

NO.	Components
1	1, 2, －Dimethylpropyl 2－ethylhexanoate
2	Cyclohexasiloxane
3	Dodecamethyl－(CAS)
4	Tetradecamethylcycloheptasiloxane
5	3,4 －Dihydroxyphenylglycol－tetratms
6	Di(2－ethylhexyl) adipate

하얗고 작은 꽃이며, 달콤하고 은은한 향기가 나는 재스민은 위가
약하거나 만성 위염이나, 기관지염 등의 호흡기 질환을 앓는 사람들에

게 효과가 있다. 방안에 놓아두면 독특한 향기로 인해 위나 호흡기가 건강한 상태로 되며, 특히 스트레스성 위통에는 놀랄 만큼 효과적이다. 또 재스민차는 위 속을 깨끗이 하는 작용을 하며, 향은 신경을 진정시키고 기분을 밝게 하여 담력이 생기게도 하지만, 각성 작용(Katakiri, 1996)도 있으므로 주의해야 한다.

　동양의학에서는 등나무 꽃은 진통이나 해독에 효과가 있으며 감기로 인한 관절통에도 큰 효과가 있어, 등나무 넝쿨을 감상하거나 화분에 옮겨 심은 것을 감상하는 것이 좋다(Katakiri, 1996)고 알려져 있다.

Table 19. Components in *Gardenia jasminoides* collected
　　　　　by headspace sampling.

NO.	Components
1	Cyclohexasiloxane
2	Dodecamethyl－(CAS)
3	Tetradecamethylcycloheptasiloxane
4	Anozol
5	Diethyl phtalate
6	2－Ethylhexyl 2－etylhexanoate

　Diethyl phtalate는 무색, 무향의 액체로 향료의 보류제, 희석제, 용제로 이용한다.(Yang, 1997)

　중국에서는 치자에 '瀉火除煩(짜증을 진정시킴)', '淸熱利濕(미열을 없애고 몸의 수분을 뺀다)'의 효과가 알려져 있다. 그리고 꽃의 방향 성분에도 이러한 효과가 기대된다. 치자나무의 꽃은 달콤한 향기를 가지고 있으며 소화, 이뇨, 정신안정에 효과가 있고, 스트레스로 인한 신경피로나 정신불안이 있는 사람, 소변이 잘 나오지 않고 부종이 있는 사람은 치자꽃 한 다발을 방에 꽂아두면 특유의 향기를 들이마심으로써 불쾌증상이 개선될 것이다. 또 치자나무의 과실을 말려 소화, 지혈, 이뇨 등에 생약으로 사용하며 염료로도 이용하고, 예부터 민간에서도 타박상, 염좌 등에 널리 사용했다.(Katakiri, 1996)

3) 방향제품에 따른 향기성분의 비교

라일락(*Syringa vulgaris*)과 연속수증기증류법(simultaneous steam distillation extraction; SDE)으로 추출한 라일락정유, 그리고 라일락 방향제품 4가지 등 총 6가지를 재료로, 헤드스페이스법(HS)을 이용해 이들의 향기성분 차이를 분석하였다.

라일락 정유는 SDE법으로 diethyl ether를 용매로 하여 2시간 동안 추출하여 분석하였고, 라일락꽃과 나머지 제품들은 HS법으로 시료를 향기 포집 용기에 담고 밀봉한 후 1mL의 휘산된 가스를 GC-MSD로 동정한 후 비교하였다.

라일락꽃은 α-pinene 등 3가지, 추출한 라일락 정유는 α-pinene, benzyl salycilate 등 13가지 성분이, 시중에 유통되고 있는 라일락 오일은 benzyl acetate, linalool 등 18가지, 라일락 향수는 ethyl alcohol을 제외한 8가지 성분이, 국산 라일락향 스프레이 방향제는 ethyl alcohol을 제외한 6가지, 미국산 라일락향 스프레이 방향제는 limonene, linalool 등 11가지 성분이 나타났다(Table 20).

Table 20. Comparison of lilac (*Syringa vulgaris*) and lilac aroma goods.

No	Syringa vulgaris cv. 'Miss Kim'	Syringa vulgaris cv. 'Miss Kim' oil	Lilac oil (India)	Spray fragrance	Fragrance-a	Glade (U.S.A.)
1	α-Pinene	2-Methylpent enal	Linalyl acetate(16.6)	Ethyl alcohol (68.4)	Benzyl salycilate(3.4)	Limonene(25.5)
2	Limonene	Cis-3-hexenol	Benzyl acetate(16)	α-Hexyl-cinn amaldehyde (6.7)	Ethyl alcohol (3.0)	7-Octen-2-ol, 2,6-dimethyl- (16.6)
3	β-Pinene	α-Pinene	Linalool L(15.5)	Lily aldehyde(5.4)	Dihydro methyl jasmonate(1.3)	Acetic acid, phenylmethyl ester (11.6)
4		4-vinyl-2-methoxy-phenol	Toluene (9.7)	Dipropylene glycol(5.3)	Acetylcedrene (0.3)	α-Terpineol (11.4)
5		BHT	p-Methoxytoluene (5.9)	Linalool(3.1)	Butane, N-(0.3)	Linalool L(10.8)
6		Diethyl phthalate	1,8-Cineole(5.2)	Benzyl acetate(2.9)	Methyl eugenol(0.2)	4-Tert-Butylcyclo hexyl acetate(7.7)
7		Benzyl benzoate	Ethanol, 1,1-dimethyl-2-ph enyl-(4.6)	Musk T(1.0)	Geranyl acetate (0.1)	Hexyl acetate (5.6)
8		Benzyl salicylate	Myrcene(4.5)	Parsol MCX (0.8)		Benzene,(2,2-dietho xyethyl)-(CAS) (3.3)
9		n-Nonadecane	Limonene(3.1)	Vestinol OA (0.7)		Triplal 2(IFF)(3.0)
10		n-Heneicosane	Benzeneacetic acid, butyl ester(3.1)			γ-Terpinol(2.4)
11		n-Tetracosane	α-Terpineol(2.6)			Triplal 1(IFF)(2.2)
12		n-Pentacosane	L-Phellandrene(2.3)			
13		n-Heptacosane	1,3-Cyclopentadiene, trimethyl-(2.1)			
14			Cyclopentene, 1,2-dimethyl-4-me thylene-(1.8)			
15			(E)-Ocimene(1.7)			
16			Terpinolen(1.2)			
17			α-Pinene(1.1)			
18			6-Methyl-.γ.-ionone(0.9)			

Cis-3-hexenol는 무색의 액체로, 강한 풀냄새 같은 향이 난다. 다양한 과일향을 내는 데 미량 사용하고, 주로 floral계 향수에 상향(top note)으로 많이 이용하고 있다.(Yang, 1997)

α-pinene은 각종 소나무과에 속하는 식물에 많이 포함되어 있다. 도료 및 수지에 사용되고 장뇌, terpineol 등의 합성원료 및 천연향료의 모방에 사용한다. β-pinene은 lemon, nutmeg, coriander 등에 존재하는 무색 점성 액체로, 용도는 α-pinene과 같다.(Han, 2001)

또 benzyl benzoate는 약한 향기의 무색액체로,(Woo, 1999) 페놀성 화합물이며, balsam Peru와 Tolu에 포함되어 있다. 상쾌한 향을 가지고 있고, 향수의 혼합제와 과자류나 츄잉껌의 향 첨가제로 이용되고 있다. 또 옴, 상처, 티눈 등의 피부질환제로 사용되고 진드기류의 방제약으로 쓰인다.(Han, 2001)

Benzyl salicylate는 무색, 무향의 액체로, 페놀성 화합물이고, 상쾌한 향기를 가지고 있어서 향수 제조 시 이용되고, 또한 좋은 保留劑로도 사용하고 있고 ylang-ylang의 정유성분이기도 하다.(Yang, 1997)

향의 주요 역할로는 원료나 기초 재료의 소취, 대기 중의 악취 대책, 제품의 특징을 돋보이게, 유사제품의 차별화, 제품의 부가가치 상승, 제품에 존재감을 부여, 쾌적 환경의 창조, 향으로 매력을 더하며, 항균·살균·방부 작용, 항산화작용, 심리나 생리에 영향을 미치는 등 향의 유효성은 옛날부터 인정되어 생활에 밀접한 형태로 사용되고 있다.(Kawasaki와 Horiuchi, 1998) 이들 향기의 영향을 과학적으로 계측하는 연구 분야에 대해 아로마콜로지(aromachology)라는 합성어가 사용된 것도 비교적 최근이다.(Yang 등, 2004)

Laird(1935)의 연구에 의하면 냄새에 의해 되살아난 기억은 감정을 동반하고 있는 것으로 조사되었다. 더구나 향기로운 냄새는 시각이나 청각보다 더 깊은 곳에 있는 기억을 되살리는 것으로 밝혀졌다. (Barbara, 1984) Kirk-Smith 등(1983)은 스트레스를 받는 상황에서 특정 냄새에 노출된 피험자가 그 냄새에 노출되지 않은 피험자보다 일정한 기간 후에 그 냄새에 다시 노출되었을 때 훨씬 불안해하는 것을 발견했다. 따라서 과거의 기억과 특정한 냄새가 관련이 있다면 그 특정한 냄새에 노출되었을 때 과거의 기억을 떠올리게 되고 과거의 기억이 좋은 일이면 좋은 감정을 느끼게 해주며, 나쁜 일 혹은 슬픈 일과 연관이 되어 있으면 나쁜 혹은 슬픈 감정을 갖게 할 것이다. (Choi 등, 2005) 또한, 향기와 행동 사이의 직접적인 관계는 특정한 향기에 대한 학습을 통해서도 이루어진다. 특정한 향기에 부여된 의미는 문화학습, 사회학습, 또는 개인의 경험을 통한 학습에 의해 형성된다(Almagor, 1990, Choi 등, 2005). 특정한 향기에 부여된 의미와 그 향기를 풍기는 개체에 대한 반응행동과의 관계도 반복학습에 의해 형성되고, 그 관계가 매우 강하면 그 향기를 풍기는 개체에 대해 미리 예견된 방향으로 즉각적인 행동이 이루어지게 된다.(Choi 등, 2005)

또 꽃향기 산업은 인건비 상승으로 인해 재배 자체는 후진국으로 옮겨가고 있으며 또한 합성품의 비율이 증가하고 있다. 우리나라는 향료를 전량 수입에 의존하고 있으며, 수입액은 연간 약 15,000만 달러나 된다. 향기치료도 증가추세에 있다. 한국에는 꽃향기의 진수인 은방울꽃, 인동덩굴, 치자, 찔레꽃 등이 있으며 제주도의 문주란, 한란, 석곡 그리고 서해안 일대의 야산에 많은 춘란 등 꽃향기 자원이 많이 있으므로 향기자원으로서의 개발이 필요하다.(Park, 1999)

디지털 신호로 제어되는 향 발현 시스템은 다양한 산업, 생활, 의학, 품질 관리 등 모든 사업 분야에 응용할 수 있다. PC, TV 등 멀티미디어기기에서부터 기업의 제품 판촉에도 응용될 수 있으며 대형 건물 및 아파트, 자동차 등의 공조장치와 연계한 쾌적한 주거환경 및 사무 환경 조성, 영화, 게임 등으로 대표되는 오락산업, 최근 각광받고 있는 아로마테라피에까지 적용되어 향 발현 시스템의 응용 분야는 무궁무진하다고 할 수 있다.(Shin, 2000)

현재 사업화 방향은 국내외 메이저급 가전제품, 게임업체, 건설회사 등 각종 생산업체와 아로마테라피협회, 한국과학기술연구원 등 연구단체 및 인터넷 컨텐츠업체, 네트워크업체, 방송사, 영화제작업체 등과 컨소시엄을 구성하여 향 발현 기술 공동개발 및 마케팅 등 향 발현 시스템을 사업화하고 있다. 현재 개발된 디지털 향 발현 시스템을 일반화, 보편화하기 위해서는 전세계적으로 향 발현 명령의 표준화와 규격화, 향 DB의 구축 등 산재된 많은 과제들이 남아 있지만 이러한 일련의 문제들을 하나씩 해결해 나아가야 할 것이다.(Shin, 2000)

우리나라의 꽃 소비는 특정의 행사 또는 축하를 위한 문화 의존적 성향이 강한 반면 선진국형 꽃 소비는 가정용 공간장식, 선물용 등의 수요는 물론 꽃장식 자체가 예술 또는 취미로서 여겨지는 꽃의 생활화를 특성으로 한다.(Kim, 2003) 일본의 꽃 소비 패턴은 문화 의존적 성향이 강했으나 최근 '꽃으로 생활공간을 디자인 한다'는 선진국형으로 전환되는 양상을 보이고 있다. 지역농업 활성화를 위한 방안의 하나로 입지조건을 고려한 특징 있는 산지 만들기가 적극적으로 추진되고 있으며, 비교적 저렴한 가격조건으로 가정용 소비 확대를 위한 캐주얼 플라워의 육성이 진행되고 있다.(Kim, 2003)

최근 일본 정부는 생활과 밀착된 화훼 수요 확대를 위해 꽃 전문점의 확대, 인터넷·양판점·편의점 등 유통채널의 다양화 촉진, 원예요법·정서교육 등 새로운 꽃 이용방법의 개발, 정원 가꾸기, 꽃길 만들기 등 꽃 문화를 일상생활에 뿌리내린 문화로서 정착케 하는 노력 등

을 추진하고 있다.(Kim, 2003)

우리나라 화훼 소매 유통 부분의 개선은 화훼 수요의 확대를 유도할 것인가와 관련지어 크게 세 가지 방향에서 접근이 필요할 것으로 본다. (1) 소비자의 접근성을 보다 용이하게 하며 동시에 구입 빈도를 증가시킬 수 있는 방향, (2) 소비 패턴이 선진국형을 닮아가는 젊은 세대의 선호를 화훼 구매로 연결시킬 수 있는 방향, (3) 건강과 보다 새롭고 차별화된 상품은 원하는 소비자의 욕구를 충족시킬 수 있는 방향 등이라 하겠다.(Kim, 2003)

소비자의 꽃에 대한 접근성 제고를 위해 편의점, 외식업체, 전철역 등을 이용한 화훼 판매를 확대할 필요가 있다. 또한 대형 유통업체에 플라워샵이 들어서고는 있으나 직영형태보다는 임대형태로 판매가격이 비싼 편이다. 할인점 등 대형 유통업체 내 플라워샵을 직영점화하여 생산자조합과 직접 연결시킬 경우 판매단가의 인하가 가능해져 소비자의 구입 빈도를 보다 증가시킬 수 있을 것이다. 편의점, 외식업체, 전철역 점포, 대형 유통업체 내 점포 등에서 판매되는 화훼류는 선물용보다는 가정장식용 성격이 강하므로 캐주얼 플라워 형태로 보다 저렴하면서도 선도가 좋은 상태로 판매될 수 있는 방안이 강구되어야 할 것이다. 일반적으로 젊은 층일수록 꽃의 색상, 포장재의 종류 및 디자인, 꽃다발의 크기, 신품종 등에 더욱 민감한 반응을 보이고 있다. 새로운 품목 및 품종, 보다 밝은 색상의 꽃, 단순하면서도 깔끔한 포장재 및 디자인, 작은 크기의 꽃다발 등으로 차별화할 경우 젊은 세대 화훼 수요 확대가 가능해질 것이다. 이에 더하여 화훼 종류별 스토리와 사진, 재배방법 등을 곁들인 인터넷 판매를 추가한다면 보다 큰 폭의 소비확대를 유도할 수도 있을 것이다. 꽃 자체만을 상품화하는 방식을 넘어 드라이플라워 및 압화와 같이 공산품화한 상품, 의학적 및 심리적 기능을 강조한 상품, 주문자가 원하는 형태로 가공 또는 디자인한 상품, 특정 화훼 품목에 얽힌 이야기나 풍습 등을 강조한 스토리 상품 등의 개발이 요청된다. 이를 통해 보다 건강을 생각하고 차별화된 상품을 요구하는 소비자의 변화되는 수용패턴을 충족시켜 나간다면 신규 수요 확대가 가능해질 것이다.(Kim, 2003)

2. 방향성 식물 및 기능적 향기성분이 아동의 정서안정과 학습 집중력에 미치는 영향

1) 초등학교 아동의 정서와 학습 집중력에 관한 연구

방향성 화훼 식물 중 오리엔탈 나리를 이용한 초등학교 학생들의 학습 집중력에 미치는 영향에 관한 연구를 실시한 결과는 다음과 같다.

주의 집중 검사 결과 1, 6학년 모두 Siberia 처리군이 평균 4점과 4.8점, Solobone 처리군이 평균 0.8점과 1.5점 상승한 것으로 보아, 나리의 향기성분이 아동들의 집중력 향상에 도움을 주었다(Fig. 12, 13).

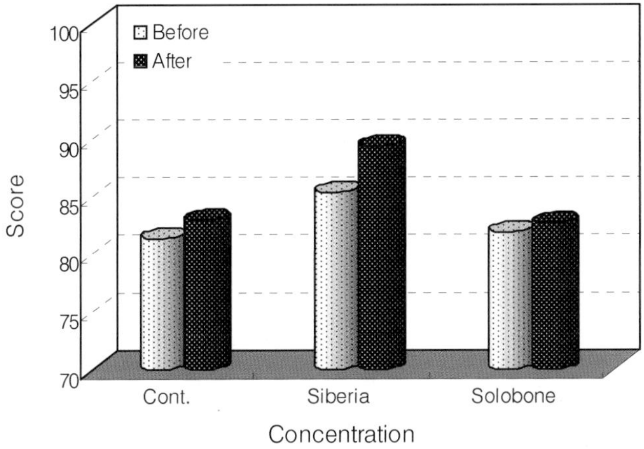

Fig. 12. Comparisons in the extent of the studying concentration
before and after being treated with aromatic floral
fragrance (for the 1st graders).

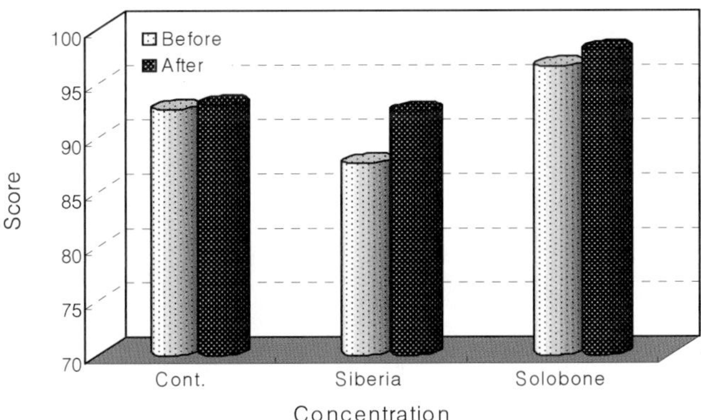

Fig. 13. Comparisons in the extent of the studying concentration
before and after being treated with aromatic floral
fragrance (for the 6th graders).

주변에서 흔히 식물을 접할 수 있는 장소로는 1, 6학년 모두 공원, 산, 식물원이 46%, 27%로 가장 높은 비율로 나타났고, 1학년 학생들은 그 다음으로 교실, 학교 화단, 학교 온실 등으로 응답하였고(Fig. 14), 6학년생들은 집, 학교 화단, 길가 화단, 교실 등의 순서로 나타났다(Fig. 15).

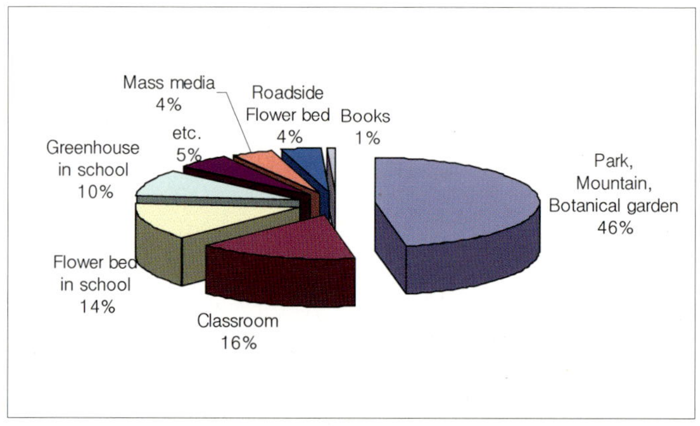

Fig. 14. Locations of cut flower set (the 1st graders).

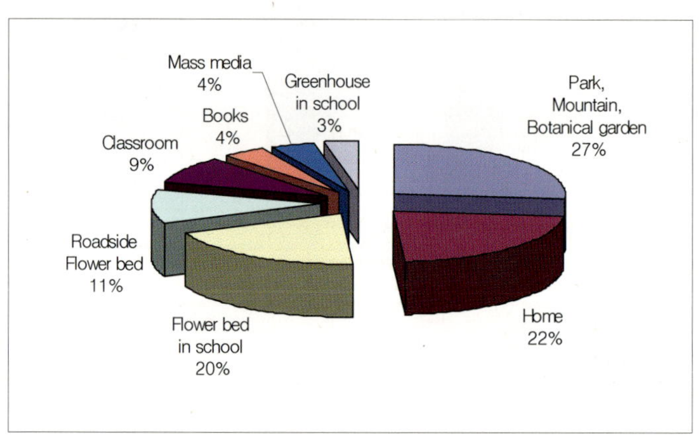

Fig. 15. Locations of cut flower set (the 6th graders).

　식물 기르기를 할 때의 느낌에 대한 항목에서는 1학년 학생들은 재미있다(36%), 신기하다(25%), 사랑스럽다(15%) 등의 순서로 나타났고(Fig. 16), 6학년생들은 신기하다(39%), 재미없다(19%), 재미있다(16%) 등의 순으로 응답하였다(Fig. 17).

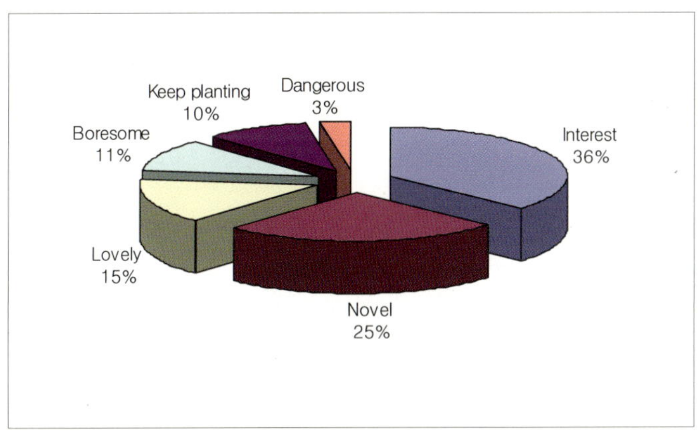

Fig. 16. Impression for raising plants (the 1st graders).

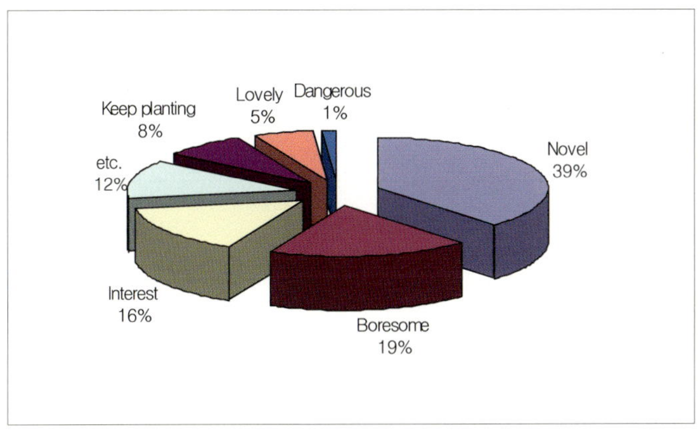

Fig. 17. Impression for raising plants (the 6th graders).

교실을 장식한 나리꽃에 대한 첫 느낌에 대해서는 1, 6학년 모두 예쁘다(43.8%, 34.2%)는 반응이 가장 많았고, 그 다음으로 1학년생들은 좋은 향기가 난다(23.1%), 신기하다(16.5%) 순이었고, 6학년생들은 위험하다(18.8%)였는데, 이는 나리꽃 화분이 옷이나 손에 묻는 것을 위험하다고 표현하기도 하였고, 장난을 치다가 아니면 지나가다가 꽃이 다치거나 화병이 깨지는 것을 두려워해서 위험하다는 표현을 하였다고 응답하였다. 그 다음으로는 신기하다, 좋은 향기가 난다, 기타 순이었는데, 비슷한 비율로 나타났다(Table 21).

Table 21. School children's the first impressions about flowers.

Feelings	Rate of answers(%)	
	1st graders	6th graders
Beautiful	43.8	34.2
Novel	16.5	12.8
Keep seeing	5.0	2.7
Lovely	1.8	0.9
Strange	4.9	2.5
Fragrant	23.1	12.0
Offensive odor	1.6	5.1
Dangerous	2.5	18.8
etc.	0.8	11.0

교실장식 한 달 후의 학생들의 변화에 대한 항목에서 1학년 학생들은 학교생활이 즐겁다(34.7%), 꽃에 대한 관심이 생겼다(17.4%), 기분이 좋아졌다(13.3%) 등의 응답을 하였고, 6학년 학생들은 변화 없다(55.6%)가 가장 높은 비율을 차지하였으며 그 다음으로는 꽃에 대한 관심이 생겼다(17.9%), 기타(8.5%) 순이었다(Table 22).

Table 22. Changes in student's attitude after the access of flowers.

Feelings	Rate of answers(%)	
	1st graders	6th graders
Brighten	6.6	1.7
Diminished quarrel	4.1	0.0
Scanty of words	2.5	3.4
Calm	3.3	1.0
Interested in flowers	17.4	17.9
Becoming concentrated	5.0	4.3
Having a good time in school	34.7	0.8
Feeling better	13.3	6.8
Unchanged	13.1	55.6
etc.	0.0	8.5

교사들을 대상으로 한 설문 결과는 다음과 같다.

첫째, 교실의 변화 항목에서는 나리 향기로 인하여 교실 공기가 상쾌해지고, 나리의 장식효과로 인해 교실의 학습 분위기가 부드러워졌다고 응답하였다. 둘째, 교사들이 인식한 학생들의 변화로는 나리에 대한 관심이 생겨 자주 관찰한다(향기 변화, 개화과정 등). '나리'라는 공통 관심사로 인하여 교사와 학생 간의 대화시간이 길어진다. 꽃향기로 인해 학생들의 표정이 밝아졌다. 다른 사물에 대한 호기심과 관찰력도 생겼다. 다소 차분해지고 수업시간에 움직임이 작아졌다. 교실에서의 향동이 조심스러워졌다 등이 있었다. 마지막으로, 교사 자신들의 변화에 대해서는 나리로 인하여 교실에 들어설 때 기분이 좋아졌다. 날마다 학생들과 같이 나리의 변화를 관찰하였다. 나리가 아닌 다른 향기 나는 식물에도 관심이 생겨 식물을 길러보고 싶은 생각이 들었다. 정서적으로 안정감을 느꼈다 등의 응답이 있었다.

위의 설문결과를 미루어 보아 학생들뿐 아니라 교사 자신에게도 정서적인 변화가 있었음을 알 수 있었다.

2) 방향성 화훼 식물의 향기가 중학생의 학습 집중력과 정서안정에 미치는 영향

(1) 학습 집중력과 학생들의 변화

방향성 화훼 식물의 향기의 흡입이 중학생들의 학습 집중력, 정서안정 및 뇌파변화에 미치는 영향에 관한 결과는 다음과 같다.

집중력 측정 결과 Y중학교는 대조구 2.1점, 오리엔탈 나리군은 4.3점, 방향성 화훼류를 골고루 이용한 complex군은 평균 2.2점 상승하였고(Fig. 18), 경기도에 위치한 C중학교의 경우 대조구는 -0.2점, 오리엔탈 나리군은 1.5점, 방향성 화훼류를 골고루 이용한 complex군은 평균 1.3점 상승하였다(Fig. 19). 두 학교 모두 오리엔탈 나리군에서 점수가 가장 많이 상승하였다.

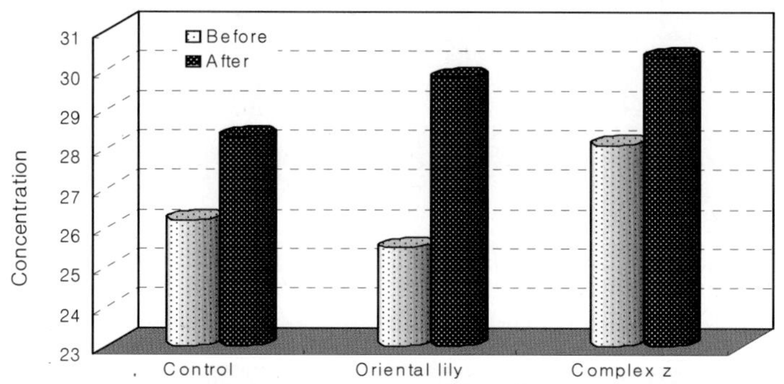

Fig. 18. Comparisons in the extent of the studying concentration before and after being treated with aromatic floral fragrance (Y school). zComplex group was treated with a different flowering plant each week.

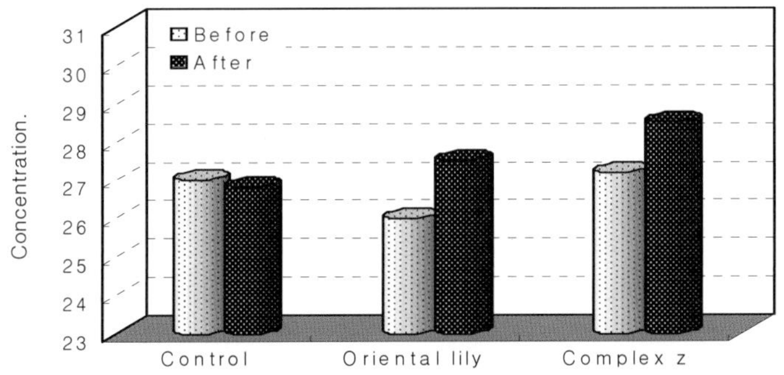

Fig. 19. Comparisons in the extent of the studying concentration before and after being treated with aromatic floral fragrance (C school). zSee the Fig. 18.

방향성 화훼류를 골고루 이용한 complex군을 대상으로 향기에 대한 선호도 조사를 1달 동안 꽃장식에 이용한 식물을 대상으로 한 결과 Y중학교는 모두 싫다가 51.6%로 가장 높게 나왔으며, 그 다음으로 오리엔탈 나리(12.9%), 스톡(12.9%), 장미(11.3%), 모두 좋다(11.3%)는 비슷한 비율로 나타났다. C중학교의 경우, Y중학교와는 다르게 장미가 44.7%로 가장 높게 나왔고, 그 다음으로는 오리엔탈 나리와 모두 좋다가 각각 18.4%로 같았고, 그 다음은 모두 싫다(10.5%), 스톡(7.9%) 순이었다(Fig. 20).

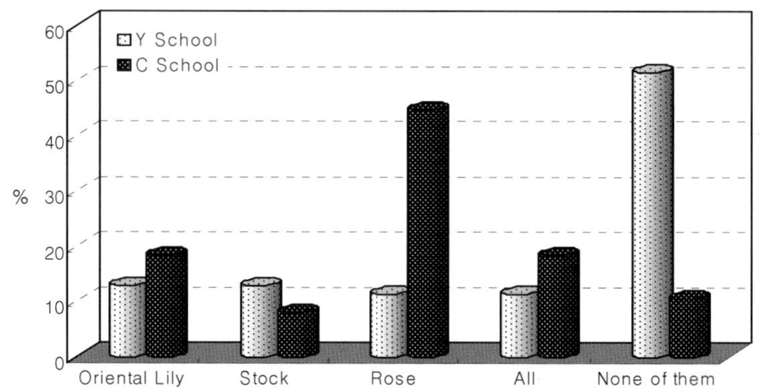

Fig. 20. Preference of fragrant flowers.

교실의 꽃장식을 처음 본 느낌에 대하여 서울시 Y중학교 학생들은 예쁘다 27.4%, 나쁜 냄새가 난다(21%), 위험하다(16.1%) 등의 순이었고, 위험하다고 한 응답자는 나리의 꽃가루가 옷에 묻거나 하여 잘 지워지지가 않는 점이나 자신들이 건드려서 꽃이 상하거나 화기가 깨질 것이라고 생각하여 위험하다고 응답하였다(Table 23). 또 담당교사의 무관심으로 인하여 서울시 Y중학교의 경우 학생들도 별다른 관심을 보이지 않았고, 식물 자체에 대한 흥미도 낮았다.

반면 C중학교의 경우, 예쁘다(30.5%), 좋은 향기가 난다(27.1%), 계속 보고 싶다(16.9%) 등의 순으로 나타나 Y중학교와는 다른 경향이 나타났다. 이는 담당교사의 본 연구에 대한 적극적인 관심과 학생들의 꽃에 대한 관심이 컸기 때문이라 보인다. 또 계속 보고 싶다는 응답이 16.9%로 많은 부분을 차지했는데, 연구가 끝난 현재까지도 계속 이 학교 학생들은 자신들이 사온 꽃으로 교실을 장식하고 있다(Table 23).

Table 23. School children's the first impressions about flowers.

Feelings	Rate of answers(%)	
	Y School	C School
Beautiful	27.4	30.5
Novel	9.7	9.3
Keep seeing	3.2	16.9
Lovely	1.6	2.5
Strange	1.6	0.8
Fragrant	11.3	27.1
Offensive odor	21.0	3.4
Dangerous	16.1	1.7
etc.	8.1	7.8

한 달 후, 학생들에게 일어난 변화에 대하여 Y중학교 학생들은 변화 없다(41.9%), 기타(19.4%), 차분해짐(16.1%) 등으로 나타났는데, 기타 의견으로는 '짜증난다'가 가장 많았는데, 이는 담당교사의 무관심과 짜증나는 태도로 인하여 학생들도 별다른 관심을 보이지 않았으며, 교실 꽃장식에 대해 화병에 물 갈아주기 등으로 할 일만 더 생겼다는 생각에 짜증을 많이 냈으며, 빨리 끝나면 좋겠다는 말을 반복적으로 하였다(Table 24). 반면 C중학교의 경우 기분이 좋아진다(28.8%), 학교생활이 즐겁다(21.2%), 변화 없다(14.4%) 등의 순이었으며(Table 24), 연구 결과 C중학교에서는 학교생활이 즐겁다, 기분이 좋아진다, 꽃에 대한 관심이 생겼다 등 긍정적인 반응이 대부분으로 나와 아이들의 정서에 좋은 영향을 미친것으로 보인다. 또 담당교사의 의식에 따라 정서적인 결과는 큰 차이를 보였는데, Lee(1982)는 교사들의 교육관에 따라서 학생의 학업성취나 정서에 크게 영향을 미친다고 하였고, 교사와 학생의 관계는 일시적이면서도 사회적·인위적 과정의 만

남이지만, 학생의 인성 발달에 미치는 영향은 지대하며, 교사와 학생의 관계는 학급의 교육환경에 큰 영향을 미치게 된다. 즉 교사와 학생의 관계가 온전히 수행될 때 교육의 일차적인 의미도 실현될 수 있다(Chung, 2000)는 것이 이를 뒷받침하고 있다.

Table 24. Changes in student's attitude after the access of flowers.

Changes of students' attitude	Rate of answers(%)	
	Y School	C School
Brighten	1.6	6.8
Calm	16.1	5.9
Interested in flowers	4.8	11.8
Becoming concentrated	6.5	11.0
Having a good time in school	3.2	21.2
Feeling better	3.2	28.8
Unchanged	41.9	14.4
etc.	22.7	0.1

위의 결과에 따르면, 각 학교 담당교사의 인식에 따라 학생들의 태도나 인식에 차이를 보이고 있는데, Wubbels 등(1988)은 교사와 학생의 관계를 의사소통 견지에서 설명하였는데, 참여자의 행동은 상호간에 영향을 미치기 때문에 교사의 행동은 학생들의 행동에 의해 영향을 받는 동시에 교사의 행동도 학생들의 행동에 영향을 미치게 된다고 하였다. 이는 단순히 교사가 학생에게 영향을 미친다기보다는 교사와 학생의 관계에 대한 개념을 정립하고 이러한 관계의 영향을 알아보는 것이 교육적으로 더 의미 있다는 것(Chi와 Kim, 2004)을 나타내므로 앞으로 교사와 학생과의 관계에 대한 연구도 병행되어야 할 것으로 본다.

(2) 뇌파 변화

　방향성 화훼 식물의 향기가 학습 집중력 증가에 도움이 된다는 본 연구의 결과를 뒷받침하기 위하여 측정한 뇌파는 raw data에서 근육의 움직임, 눈 깜빡임 등의 잡파를 프로그램 내의 filtering 시스템으로 제거 후, 각 주파수 별로 정리하고, 그중에서 편안한 상태일 때나 집중 및 창의적 사고를 할 때 발생하는 알파파 변화를 집중적으로 관찰하였다(Fig. 21). 그 결과 장미향기 흡입 후 좌뇌 3.2%, 우뇌가 3.4% α-파가 증가하였고, 오리엔탈 나리 향기 흡입 후 좌뇌는 0.5% 감소, 우뇌는 2.3% α-파가 증가하였으며, 스톡 향기 흡입 후 좌뇌는 0.8% 감소, 우뇌는 2.4% α-파가 증가한 것으로 나타났다(Fig. 21).

　Tucker(1981)는 좌반구가 상태불안과, Hatfield 등(1984)은 우반구가 주의 집중과 관계가 있다고 뇌파측정을 통해 보고한 바와 같이 본 연구결과 세 가지 방향성 화훼류의 향기가 학생들의 학습 집중력 향상에 도움을 준 것으로 판단한다.

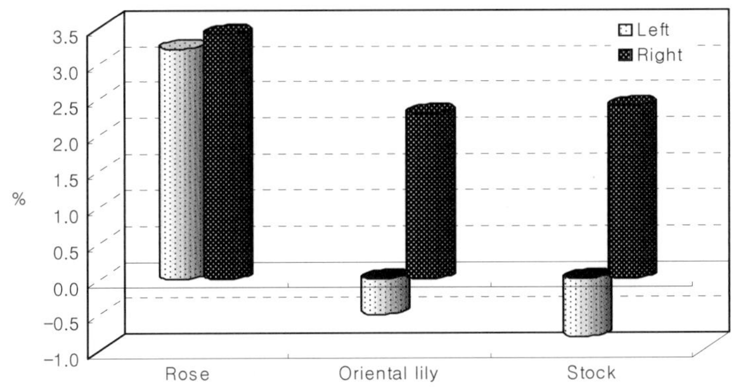

Fig. 21. Changes of α-wave in electroencephalogram (EEG) for C school students.

학교 교육의 성과를 결정하는 데 있어 학교의 역할은 매우 중요하다. 그러나 학교의 중요성은 학생-교사 비율, 학급당 학생 수, 물리적 교육시설 등과 같은 객관적인 지표보다는 인적 투입요소, 즉 교사에 있으며 그중에서도 학위나 경력과 같은 관측 가능한 요인보다는 교사의 수업 운영방법과 같은 질적 특성이 보다 중요하다고 강조하고 있다(Oh, 1993).

교사와 학생 관계의 중요성을 인식하여 많은 연구들이 수행되기도 했다(Lee, 1987, Bernard, 1972, Nick 등, 2000). 이들은 바람직한 교사와 학생의 관계가 적립될 때 학생들의 학습동기가 향상되고 이는 학습능력까지도 높일 수 있다고 하였다. 교사는 학생과의 심리적 관계를 중심으로 교사의 학습조력사로서의 역할, 학생을 위한 모형으로서의 역할을 제시하는데, Kim 등(1990)은 학업성취 관련 변인을 분석한 결과, 교사변인이 가장 연관성이 크다고 하였다. 특히, 교사변인은 교사의 역량에 따라서 학습지도 방법이 달라지고 교육의 효과가 영향을 받을 수 있기 때문에 가장 중요하다(Gu, 2001)고 생각한다.

3. 방향성 화훼 식물의 향기성분 분석 및 치료적 효과검증에 대한 비용-효과분석

1) 초등학교 아동의 정서와 학습 집중력에 관한 연구의 화훼 소비량 산출

나리(*Lilium hybrida*)를 이용하여 서울시 Y초등학교 아동의 정서와 학습 집중력에 관한 연구에 이용한 화훼 소비량의 산출은 소모성 자재의 비용과 비소모성 자재의 비용을 나누어 산출하였다(Table 25, 26).

대조구 1학급, 나리'시베리아' 2학급, 나리'소르본느' 2학급 총 5학급에서 연구 기간 1주일 동안 사용한 총 비용은 260,000원으로 산출 근거는 Table 25과 Table 26에 나타내었다.

Table 25. Durable costs in Y elementary school.

〈Unit: Won〉

Durable costs	Price	Number	Total
Plastic vase	5,000	8	40,000

Table 26. Material costs in Y elementary school.

〈Unit: Won〉

Material costs		Price	Number	Week	Total
Material costs	Color floral form	5,000	4	1	20,000
Plant material costs	Siberia	5,000	16	1+1	80,000
	Solobone	5,000	16	1+1	80,000
Total					220,000

2) 방향성 화훼 식물의 향기가 중학생의 학습 집중력과 정서안정에 미치는 영향에 관한 연구의 화훼 소비량 산출

(1) Y중학교의 화훼 소비량 산출

시트란 장미(*Rosa hybrida* 'Citran'), 오리엔탈 나리 '시베리아'(*Lilium Oriental Hybrids* 'Siberia'), 스톡(*Matthiola incana*)을 이용하여 서울 Y중학교 학생들의 학습 집중력과 정서안정에 미치는 영향에 관한 연구에 이용한 화훼 소비량의 산출은 소모성 자재의 비용과 비소모성 자재의 비용을 나누어 산출하였다(Table 27, 28).

대조구 1학급, 오리엔탈 나리 '시베리아' 1학급, 장미, 오리엔탈 나리, 스톡을 골고루 사용한 complex군 1학급 총 3학급에서 본 연구 기간 4주일 동안 사용한 총 비용은 212,000원으로, 비용 산출 근거는 다음과 같다(Table 27, 28).

Table 27. Durable costs in Y middle school.

⟨Unit: Won⟩

Durable costs	Price	Number	Total
Plastic vase	5,000	8	40,000

Table 28. Material costs in Y middle school.

Material costs		⟨Unit : Won⟩			
		Price	Number	Week	Total
Materialcosts	Color floral form	5,000	4	4	80,000
Plant material costs	Oriental lily	5,000	12	4+1+1	60,000
	Stock	3,000	4	1	12,000
	Rose	5,000	4	1	20,000
Total					172,000

(2) C중학교의 화훼 소비량 산출

시트란 장미, 오리엔탈 나리 '시베리아', 스톡을 이용하여 경기도 안산시 C중학교 학생들의 학습 집중력과 정서안정에 미치는 영향에 관한 연구에 이용한 화훼 소비량의 산출은 소모성 자재의 비용과 비소모성 자재의 비용을 나누어 산출하였다(Table 29, 30).

대조구 1학급, 오리엔탈 나리 '시베리아' 1학급, 스톡 1학급, 장미,

오리엔탈 나리, 스톡을 골고루 사용한 complex군 1학급 총 4학급에서 본 연구 기간 4주일 동안 사용한 총비용은 비소모성 자재비용 60,000원, 소모성 자재비용 260,000원으로 총비용은 320,000원이며, 비용 산출 근거는 다음과 같다(Table 29, 30).

Table 29. Durable costs in C middle school.

〈Unit: Won〉

Durable costs	Price	Number	Total
Plastic vase	5,000	12	60,000

Table 30. Material costs in C middle school.

〈Unit: Won〉

Material costs		Price	Number	Week	Total
Material costs	Color floral form	5,000	6	4	120,000
Plant material costs	Oriental lily	5,000	12	4+1+1	60,000
	Stock	3,000	20	4+1	60,000
	Rose	5,000	4	1	20,000
Total					260,000

위의 비용 산출 근거를 토대로 하여 평균 소요비용을 산출해 보면 다음과 같다(Table 31).

비소모성 자재로는 플라스틱 물통으로, 초기 1회 구입으로 반영구적으로 사용이 가능하다. 한 학급당 4개의 물통이 교실 장식에 필요하며 총 소요되는 비용은 20,000원이었다.

소모성 자재로는 크게 식물재료와 용기의 무게중심잡기, 장식적인 효과를 동시에 가지는 컬러 플로랄폼 두 종류로 나누어 산출하였다. 식물재료는 방향성 화훼 식물 중 절화로 계절에 관계없이 구입이 가능하며, 본 실험에 이용하였던 장미, 나리, 스톡을 중심으로 소요비용을 책정하였으며, 식물이라는 재료적 특성으로 인해 계절에 따라 가격 변동이 조금씩 있으므로 연평균 가격으로 나타내었다(Table 31).

장미는 5,000원, 나리는 5,000원, 스톡은 3,000원으로 평균가격을 책정하였으며, 식물재료는 주 1회 교체로, 학급당 매주 절화 교체비용으로 14,000원, 컬러 플로랄폼 교체비용 10,000원으로 총 24,000원의 비용이 소요되었다. 이를 토대로 연간 비용을 산출하면 총 1,152,000원이지만, 실제 설치 기간은 방학과 공휴일, 토요 휴무 등을 제외하면 약 8개월 정도로 실제 소요비용은 768,000원으로 예상된다.

Table 31. Decoration cost of aromatic flowering plants.

〈Unit: Won〉

Cost		Price	Number	Total
Material costs	Plastic vase	5,000	4	20,000
Plant material costs	Rose	5,000	4	20,000
	Oriental lily	5,000	2	10,000
	Stock	3,000	4	12,000
	Flower average			14,000
Floral form	Color floral form	5,000	2	10,000
Cost(1 week)	Flowers + floral form			24000
Cost(1 year)	Vase + flowers + floral form			768,000

3) 집중력 향상 보조기기의 효과

시중에 제품화되어 있는 여러 가지 집중력 향상 보조기기 중 보급 대수가 120만 대로 대중화되어 있는 M보조기기(집중력향상기기)를 선택하여 본 연구의 이용효과와 동일하다는 가정하에 구입가격의 연간 효과를 산출하였다.

M보조기기의 가격은 20~40만 원 대의 제품으로 이루어져 있는데, 그 중 중간 가격대의 제품을 선택하여 연간 효과를 산출하고 비교하였다.

2005년 조달청(www.pps.go.kr)의 통계자료 중 음향관련기기 내구연수를 살펴보면 오디오 세트 7년, 오디오 앰프 7년, 오디오 믹서 7년, 릴테이프 녹음기 6년, 카세트 데크 7년 CD플레이어 6년 등 평균 내구 연수를 7년으로 하였다.

M보조기기 기기 한 대당 연간 비용은 56,000원이었다.

$$\text{대당 연간비용} : \frac{392{,}000원}{7년} = 56{,}000원$$

교육인적자원부(www.moe.go.kr)의 교육통계에 따르면 2005학년도 전국 중학교 학급당 평균 학생 수는 35명으로 나타났다.

M보조기기의 학급당 연간 비용을 살펴보면 학급당 1,960,000원의 비용이 산출되었다.

$$\text{학급당 연간 비용} : 56{,}000원 \times 35명 = 1{,}960{,}000원$$

따라서 본 연구의 이용효과와 동일하다는 가정하에 학급당 비용-효과를 비교해 보면 본 연구의 연간 총 소요비용은 768,000원, M보조기기는 1,960,000원으로 본 연구가 1,192,000원의 경제적인 효과가 있는 것으로 나타났다.

$$\text{학급당 효과 = 편익 - 비용 = 1,960,000 - 768,000 = 1,192,000원}$$

4) 방향성 화훼 식물과 M보조기기가
성적 및 집중력 향상에 미치는 영향 비교

방향성 화훼 식물의 향기성분이 중학생들의 학습 집중력에 미치는 영향을 M보조기기와 동일한 조건으로 비교하기 위하여 경기도에 위치한 C중학교의 중간고사와 기말고사의 성적을 비교하였다(Table 32). 각 학급의 성적을 동일한 조건으로 분석하기 위하여 상대적 평균 기준점을 설정하여 성적 변화를 비교하였다.

M보조기기 학습 시스템의 효과를 위한 학생들의 성적 비교는 Im 등(1994)의 논문을 참고하였다(Table 33).

본 연구에 이용한 상대적 평균 기준점은 아래의 방법으로 산출하였다.

$$Y - Y_1 = \frac{Y_2 - Y_1}{X_2 - X_1} \times (X - X_1)$$

X: 성적 X_1: 중간고사 학년평균 X_2: 최고점수(100점)

Y: 상대적 기준점 Y_1: 기말고사 학년평균 Y_2: 최고점수(100점)

Table 32. Changes in student's score after the access of flower arrangement (C middle school).

Class	Mid−term exam(A)	Finals (B)	Variation (B−A)	Relative average(C)	Relative variation (C−A)	Remark
3	72.38	76.16	3.78	75.60	0.56	Complex[z]
5	75.52	78.40	2.88	78.37	0.03	Stock
9	73.35	74.97	1.62	76.46	−1.49	Lily
10	70.25	73.62	3.37	73.72	−0.10	Control[y]
Average	73.21	76.34	3.12	76.34	0.00	

[z]Complex group was treated with a different flowering plant each week.
[y]Control group was not treated.
* 연구기간: 25일(1개월): 일요일 제외

Table 33. Changes in student's score after using MC[2] learning system.

	Mid−term exam (A)	Finals (B)	Variation (B−A)	Relative average (C)	Relative variation (C−A)
Treatment N=16	58.17	62.72	4.55	61.03	1.69
Control 1 N=14	59.44	63.89	4.45	62.21	1.68
Control 2 N=17	61.22	60.79	−0.43	63.87	−3.08
Average N=47	59.61	62.37	2.76	62.37	0.00

* 연구기간: 9일

학습 집중력 향상을 비교한 결과 본 연구 방법의 나리군을 제외한 나머지 실험군과 M보조기기 실험군이 대조군에 비해서 상대적으로 성적이 증가한 것으로 나타났다. 그러나 본 연구의 실험 집단 중 나리 군에서는 상대적으로 성적이 하락하였다.

나리를 이용한 학급의 설문조사 결과, 나리 향기가 좋다가 40%, 나 리가 예쁘다(25%), 계속 보고 싶다(12.5%) 등 긍정적 반응이 많았고, Harris와 Harris(1984)의 격자판을 사용한 학습 집중력 측정 결과도 제일 좋은 결과를 나타냈다. 그러나 중간·기말 성적 비교 결과, 다른 방향성 화훼 식물보다 성적 향상에 별다른 도움을 주지 못한 것은 나 리 향기의 효과가 연구 기간 후의 지속력이 떨어지는 것으로 추정되 며, 이를 뒷받침할 후속 연구와 장기적인 교실장식이 필요할 것 같다.

5) 파급 효과

본 연구의 비용-효과분석 결과를 토대로 하여 중학교와 방향성 화 훼류를 재배하는 농가를 대상으로 파급 효과를 예상하였다.

(1) 대상: 중학교

학급당 연간 교실 장식비용은 플라스틱 물통(5000×4) 20,000원, 방 향성 화훼 식물(14,000×8개월) 448,000원, 컬러 플로랄폼(40,000*8개 월) 320,000원으로 총 768,000원이 예상 비용이다(Table 31).

1993년부터 2005년까지 M보조기기의 보급은 120만 대로, 연평균 보 급 수는 약 92,308대가 된다. 교육인적자원부(www.moe.go.kr)의 교육 통계에 따르면 2005학년도 전국 중학교 학급당 평균 학생 수는 35명 으로 나타나 있다. 그러므로 본 연구의 대상학급은 최소 2,637학급으 로 예상할 수 있다.

$$\text{최소 대상학급} : \frac{92,308}{35\text{명}} = 2,637\text{학급}$$

통계청의 2005년 읍면동별 각세인구와 행정자치부의 2005년 행정구역 및 인구현황 자료에 따르면 2006년 1월 현재 전국 13~15세인 중학생은 2,068,587명이며 이 중 대도시에 거주하는 학생 수는 1,394,139명이다. 한 학급당 학생 수를 35명을 기준으로 할 때 전체 58,608학급이 되며, 방향성 화훼 식물이 일반 농촌보다는 광역시 및 대도시 중심으로 적용한다고 볼 때, 도농복합시를 제외하면 39,449개 학급이 된다(Table 34).

서울시내 363개 중학교 중(2005년 기준) 50개 중학교를 임의로 선택하여 방향성 화훼 식물을 이용한 교실 장식에 대한 도입의사를 전화 설문한 결과, 44개 학교(88%)에서 도입의사가 있다고 대답했다. 그러므로 본 연구의 대상학급은 약 34,759개 학급으로 예상할 수 있다(Table 34).

$$\text{최대 대상학급} : 39,499 \times 88\% \fallingdotseq 34,759\text{학급}$$

Table 34. The number of middle school students in korea.

No.	Total	Metropolis
Students	2,068,587	1,394,139
Classes	58,608	39,499

* Korea national statistical office, 2005

　Ministry of government administration and home affairs, 2005

(2) 방향성 화훼 식물의 경제적 효과

방향성 화훼 식물을 이용한 교실 장식은 M보조기기보다 한 학급당 연간 1,192,000원의 경제적 효과를 볼 수 있다. 또한 최소 보급학급을 2,637학급으로 했을 때는 310억 원, 최대 35,154학급으로 했을 때는 약 420억 원 정도의 효과를 예상할 수 있다(Table 35).

Table 35. Economic effect of aromatic flowering plants.

⟨Unit: 1000Won⟩

	Number of classes	Effect (Each class)	Period (Month)	Effect
Maximum	35,154	1,192	8	41,903,568
Minimum	2,637	1,192	8	3,143,304

(3) 농가소득 증대 및 고용효과

1년 동안의 예산 연구 기간 중 실제 교실 장식의 설치 기간은 방학과 공휴일, 토요 휴무 등을 제외하면 약 8개월 정도로 실제 방향성 화훼류의 소요비용은 448,000원이다(Table 36).

대상을 최대 학급 수로 하면 연간 소비액은 약 160억 원, 농가수취금액은 약 71억, 농가 수익 비율을 38%로 했을 때의 전체 농가의 수익은 27억 원 정도로 예상할 수 있다. 또한, 최소 학급 수로 할 때는 교실 장식에 사용하는 방향성 화훼 식물 비용은 약 12억 원, 농가수취금액은 약 54억 원, 농가의 수입은 2억 원 정도로 예상할 수 있다(Table 36).

농가수취금액의 비율은 주요농산물 유통실태(2005)의 2004년 화훼류 농가 수취율 45.4%를 적용하였고, 2004년 화훼 작목의 10a당 평균 소득 수준의 38%를 농가 소득률로 설정하여 적용하였다.

Table 36. Changes in grower's income.

〈Unit: 1000Won, %〉

No. of classes	Flower cost (Each class)	Year consumption	Farm received sum	Income ratio(%)	Income
35,154	448,000	15,748,992	7,150,042	38.0	2,717,016
2,637	448,000	1,181,376	536,345	38.0	203,811

비용-효과분석과 비용-편익분석을 적절히 함께 사용함으로써 정부사업(정책)을 더욱 정확하게 평가할 수 있다. 예컨대 환경문제가 내포된 정부의 여러 사업들을 평가하는 데 있어서 비용-편익분석을 우선적으로 실시한 후 여기서 합격된 사업들에 대하여 비용-효과분석을 행하여 최종 선택이 이루어지게 함으로써 최선의 결과를 얻도록 하는 것이다. 경우에 따라서는 비용-효과분석을 먼저 하여 여기서 도출된 정보에 따라 대안별 비용-효과분석을 행하는 것도 무방하다(Kim, 2004).

비용-효과분석을 비용-편익분석과 비교하여 어느 분석이 더 바람직한가를 살펴본다면 다음과 같은 점을 지적할 수 있다. 즉 비용-효과분석은 편익을 화폐적 단위로 특정할 수 없는 그런 사업(정책)들을 평가하는 데는 매우 유효한 분석기법이다. 또한 실제로 많은 정부사업(정책)을 평가하는 데 비용-편익분석보다도 비용-효과분석을 더 많이 활용하기도 한다(Kim, 2004).

그러나 어느 분석이 정책판단을 위한 정보를 더 많이 제공할 수 있는가라는 측면에서는 비용-편익분석이 역시 더 많은 정보를 제공할 수 있다. 그리고 비용-편익분석은 경제적 효율성(economic efficiency)을 측정하고 있는 반면에, 비용-효과분석은 경제적 효율성에 관해서는 아무런 정보를 제공하지 못하고 있다. 비용-효과분석은 사업에 투하된 자원이 어느 정도 효과를 내고 있느냐를 밝히는 것이 주목적이며 자원배분에 대한 사회구성원의 사회적 선호(social preference)를 측정하지는 않는다. 따라서 어떤 대안에서 자원이 가장 효율적으로 사용되고 있는가에 대해서는 비용-효과분석만으로는 아무런 결론을 내릴 수 없다. 그러므로 비용-효과분석과 비용-편익분석을 적절히 함께 사용함으로써 정부사업(정책)을 더욱 정확하게 평가할 수 있다(Kim, 2004).

이를 토대로 하여 앞으로 원예치료의 효과들을 종합적으로 분석하고, 원예치료의 시행이 타 대체치료에 비해 비용-효율적임을 밝히는 연구가 계속적으로 수행되어야 할 것이다.

6) '방향성 화훼류를 이용한 교실 내 장식이 학생들의 집중력 향상과 정서안정에 도움을 준다'는 연구 결과를 대중화하는 방안 제시

(1) 경제성 분석

- 비용-효과분석을 통한 경제성 분석을 한다.
- 대체법을 통한 경제가치를 환산한다.

(2) 구체적인 프로그램 구성

- 교실환경(공기질, 학습 분위기 등)을 변화시키기 위한 프로그램 구성한다.
- 교사 & 학급학생들을 대상으로 방향성 화훼류에 대한 선호도 조사한다.
- 선호하는 방향성 화훼류를 위주로 교실을 장식한다.
- 절화장식의 경우 주 1회 교환, 분화장식의 경우 초기 1회 설치 후 관리만 필요(관수, 비료 등) 등의 총 소요비용 작성한다.

(3) 필요 인원의 조직화

- 지속적인, 장기적인 캠페인을 위한 조직이 필요하다.
- 각 분야의 전문가(향기요법 전문가, 교육 전문가 또는 교육행정 전문가, 원예치료 전문가, 상담심리 전문가 등) 조직력이 필요하다.
- 정부나 교육산업에 관심 있는 기업들을 대상으로 필요예산 투자 유치(프로젝트 등을 계획)하도록 한다.

(4) 홍 보

- 이번 연구 결과를 바탕으로 홍보물(브로셔 등) 제작 후, 서울시 교육청을 시작점으로 더 나아가 경기도, 충청도 및 전국으로 확대 실시한다.
- 홍보는 교육청 교원회의, 학교 어머니회, 각 문화센터에 학부모 등을 대상으로 하는 강연 실시 등으로 적극적으로 알린다.
- 희망하는 학교를 우선으로 시범학교 운영 후, 점차적으로 확대한다.

(5) 장기적인 캠페인

- 연구결과와 시범학교 운영 후의 결과 등으로, 각 신문사나 방송사(교육방송 등)를 통한 '연간기획' 또는 '특집' 등을 주기적으로 마련하여 지속적으로 캠페인 실시하여 대중들에게 필요성을 인식시킨다.

(6) 본 연구의 결과와 위의 홍보방안을 바탕으로 서울, 경기도를 시작으로 하여, 나아가 전국으로 확대 실시한다

摘　要

1. 방향성 화훼 식물의 향기 추출, 분석 및 제품 간의 향기성분 비교

　최근 들어 식물의 방향물질을 치료적 목적으로 사용하는 아로마테라피(aromatherapy)가 급증하는 추세이며, 에센셜 오일(essential oils)이 신체의 특정부위에 구체적이고 특징적으로 작용한다는 것이 밝혀졌다. 그러나 단순한 아로마테라피 측면에서의 오일의 사용은 급증하고 있지만, 현재 정확한 데이터가 부족하고 원예치료적 도입에 따른 연구결과는 전무한 실정이다. 따라서 방향 화훼류의 향기성분 분석, 기능성 물질 탐색, 이 오일 혹은 식물들의 원예치료적 활용에 대한 연구를 실시하였다.

　나리(*Lilium longiflorum*) 등 다양한 방향성 화훼 식물을 연속수증기

증류법(SDE)과 헤드스페이스(HS)방법을 이용하여 각 식물의 방향성분을 분석하였다. 나리는 밀선 부위의 방향성분은 개화단계별 차이가 없었으나, 약(藥)에서는 차이가 있었다. 라일락은 봉오리상태일 때 β-pinene만 나타났으나, 만개 상태일 때는 α-pinene, limonene, β-pinene, palustrol 4가지 성분이 나왔다. 꽃댕강나무(*Abelia mosanensis*), 등나무(*Wisteria floribunda*), 라일락을 이용하여 SDE법을 이용하여 향기성분을 분석한 결과, 꽃댕강나무는 20종이, 등나무는 8종이 나타났고, 라일락은 14종이 나타났다. 꽃댕강나무, 라일락을 이용하여 SDE법과 HS법의 향기성분을 비교한 결과 SDE방법의 경우, 라일락은 α-pinene, benzyl benzoate 등 14종이, 꽃댕강나무는 benzyl alcohol, benzyl salycilate 등 20종이 확인되었다. HS법의 경우, 라일락은 레몬향기의 주성분인 α-pinene, limonene, β-pinene 등 4종이, 꽃댕강나무는 cyclohexasiloxane dodecamethyl-(CAS) 등 2종이 확인되었다. 감국(*Chrysanthemum indicum*)과 산국(*Chrysanthemum boreale*)의 부위별(전초, 화기 부분, 줄기 부분)로 HS법으로 분석한 결과 부위별로, 감국은 pinene, phellandrene이 모든 부위에서 공통적으로 나왔고, 산국에서는 β-pinene, camphene, camphor이 모든 부위에 공통적으로 나타났다. 그 외, 방향성 화훼 식물인 무스카리(*Muscari* spp), 꽃치자(*Gardenia jasminoides*), 자스민(*Jasminum polyanthum*), 아까시나무(*Robinia pseudoacacia*), 후리지아(*Freesia hybrida*), 방향성 선인장 등에 대한 향기성분을 규명하였다.

라일락(*Syringa vulgaris*)과 수증기증류추출(SDE)법으로 추출한 라일락정유, 그리고 라일락 방향제품 4가지 등 총 6가지를 재료로, 헤드스페이스법(HS)을 이용해 이들의 향기성분 차이를 구명하였다. 라일락꽃은 α-pinene 등 3가지, 추출한 라일락 정유는 α-pinene, benzyl salycilate 등 13가지 성분이, 시중에 유통되고 있는 라일락 오일은 benzyl acetate, linalool 등 18가지, 라일락 향수는 ethyl alcohol을 제외한 8가지 성분이, 국산 라일락향 스프레이 방향제는 ethyl alcohol을 제외한 6가지, 미국산 라일락향 스프레이 방향제는 limonene, linalool 등 11가지 성분이 나타났다.

2. 방향성 식물 및 기능적 향기성분이 아동의 정서안정과 학습 집중력에 미치는 영향

1) 초등학교 아동의 정서와 학습 집중력에 관한 연구

방향성 식물의 향기성분이 초등학교 아동들의 정서와 학습 집중력에 미치는 영향을 알아보기 위하여 오리엔탈 나리를 대상 식물로 하여 실시하였다.

향기가 좋은 흰색 나리 시베리아(*Lilium hybrida* 'Siberia')와 붉은색으로 화려하지만 향기가 거의 없는 소르본느(*L.* 'Solobone')를 재료로 하여, 서울시 양천구에 위치한 Y초등학교 1, 6학년을 대조군 1학급, 시베리아 2학급, 소르본느 2학급으로 나누어, 주의 집중 검사와 아동들의 정서에 관한 설문조사를 실시하였다. 주의 집중력 측정은 Corbett가 사용한 Mr. CUCUI를 수정 보완하여 사용하였고, 실험 전, 후 2회 실시한 후 점수를 비교하였다.

주의 집중 검사 결과 꽃을 교실에 장식한 후, 시베리아가 평균 4점, 4.8점, 소르본느가 평균 0.8점, 1.5점 상승한 것으로 보아, 나리의 향기성분이 아동들의 집중력 향상에 도움을 주며, 교사와 아동들의 설문

결과 학교생활이 즐겁다, 차분해졌다 등으로 아동들에게 정서적으로도 도움을 주었다.

2) 방향성 화훼 식물의 향기가
중학생의 학습 집중력과 정서안정에 미치는 영향

방향성 화훼 식물의 향기의 흡입이 중학생들의 학습 집중력과 정서안정에 미치는 영향을 알아보기 위하여, 서울시 강남구에 위치한 Y중학교 3학년, 경기도 안산시에 위치한 C중학교 1학년을 대상으로 대조구 1학급, 오리엔탈 나리 1학급, 매주 다른 방향성 화훼류를 이용한 1학급으로 구성하여 1개월간 실시하였다.

한 달 후, 학습 집중력은 오리엔탈 나리군에서 가장 많이 상승하였고, 학생들은 학교생활이 즐겁다, 기분이 좋아진다, 꽃에 대한 관심이 생겼다 등 긍정적인 변화가 대부분으로 정서에 좋은 영향을 미친 것으로 나타났다. 뇌파측정 결과 방향성 화훼 식물의 향기 흡입 후 집중할 때나 창의적인 사고를 할 때 발생하는 α-파가 증가하는 것으로 나타났다.

3. 방향성 화훼 식물의 향기성분 분석 및
치료적 효과검증에 대한 비용-효과분석

기존의 연구들에서는 각각의 원예치료와 관련된 단편적인 효과들을 입증하고 있을 뿐, 원예치료의 효과들을 종합적으로 분석하는 데는 연구 정도나 깊이가 부족한 실정이며, 원예치료 시행이 타 대체치료에 비해 비용-효율적(cost -effective)임을 밝히는 건강 관련 산출요소(health outcome)들에 대한 결과들은 국내외적으로 매우 드문 실정이다.

따라서 방향성 화훼 식물의 향기성분 분석, 기능성 물질 탐색, 혹은 식물들의 원예치료적 활용에 대한 연구는 매우 필요하다고 판단되며, 보다 체계적이며 포괄적인 원예치료의 효과를 밝히고, 각 치료 프로그램의 형태별 실시에 따른 타당성과 실용성 유무를 밝히기 위해 건강 산출요소들에 대한 경제적 가치를 정량적으로 분석하는 연구가 필요하다고 판단한다.

VI

引用文獻

Almagor, U. 1990. Some thoughts on common scents. J. Theory Social Behavior 20:181-195.

Balacs, T. 1991. Essential issue. International Journal of Aromatherapy 3:24.

Barbara, R.S. 1984. The psychology of design. International Food Service Manufacturers Association.

Baron, R.A. 1990. Environmentally induced positive affect: Its impact on self-efficacy, task performance, negotiation, and conflict. J. Applied Social Psychology 20:368-384.

Bernard, H.W. 1972. Psychology of learning and teaching. McGraw Hill Co., New York, U.S.A.

Buber, M. 1954. I and thou. Charles Scribner's Sons, New York, U.S.A.

Buckle, J. 1993. Aromatherapy: Does it matter which lavender essential oil is used. Nursing Times 89:32-35.

Chaintreau, A. 2001. Simultaneous distillation−extraction: from birth to maturity −review. Flavour Fragr. J. 16:136−148.

Chi, E.L. and S.S. Kim. 2004. Comparing elementary and junior high school students' perception of the relationship between teachers and student. J. of Education Development 20:83−101.

Choi, N.H., M.T. Kwon, and H.S. Kim. 2005. The effect of pleasant product scent on consumer's product evaluation. J. of Kor. Academic and Industrial Society of Business 34:1−25.

Choi, Y.A. 2004. Horticultural therapy. Hakjisa, Seoul.

Chung, E.H. 2000. New paradigm of education. The Study of Education J. 38:1−14.

Chung, M.S. 2004. Aroma preference and compatibility of psychological types. Master Diss., Daegu Haany Univ., Daegu.

Corbett, K.E. 1998. Motor development and attentional capacity in the young child: a neo−Piagetion perspective. Unpublished doctoral dissertation. University of Northern Colorado. Co., U.S.A.

Dobson H.E.M., J. Arroyo, G. Bergstrom and I. Groth. 1997. Interspecific variation in floral fragrance within the genus Narcissus (Amaryllidaeae). Biochemical Systematics and Ecology 25:685−706.

Dudareva N, R. A. Raguso, J.H. Wang, E.J. Ross and E. Pitchersky. 1998. Floral scent production in Clarkia breweri−Ⅲ. Enzymatic synthesis and emission of benzinoid esters. Plant Physiol. 116:559−604.

Education Research Institute, S.N.U. 1994. The dictionary of pedagogy. Haudongsul, Seoul.

Ehrlichman, H. and J.N. Halpern. 1988. Affect and memory: Effects of pleasant and unpleasant odors on retrieval of happy and unhappy memories. J. Personality and Social Psychology 55:769−779.

Ehrlichman, H. and L. Bastone. 1992. The Use of odour in the Study of emotion. The Psychology and Biology of Perfume, London. p.143−159.

Green, A. 1993. The fragrance revolution. The Futrist. 27:13−17.

Gu, B.D. 2001. The effect of teaching−learning related variables on academic achievement through meta−analysis. Agricultural Research 33:131−140.

Han, M.H. 1996. A Study on stress, perceived social supports, and behavior problems of children. Ph.D. Diss., Seoul National Univ., Seoul.

Han, S.G. 2001. Spice and perfume. Shinkwang Publishing Co., Seoul.

Harris, D.V. and B.L. Harris. 1984. The athlete's guide to sports psychology: Mental skills for physical people. New York: Leisure Press.

Hatfield, B.C., D.M. Lander, and W.J. Ray. 1984. Cognitive processes during self−paced motor performance: An electroencephalographic profile of skilled marksmen. J. Sport Psychology 6:42−59.

Im, I.J., Y.L. Moon, S.H. Hong, and K.A. Sang. 1994. Research on the effect of MC^2 learning system. Educational Research Institute, Seoul National Univ., Seoul.

Jang, T.S. 2000. A study on anti−stress effect of aroma essential oils by inhalation. The Korean Society of Cosmetology J. 6:227−238.

Jeong, Y.J. 1999. Related variables to adolescent's school adjustment. Master Diss., Yonsei Univ., Seoul.

Kaiser R. 1993. The scent of orchids, olfactory and chemical investigations. Elsvier, Amsterdam. p.1−259.

Kaplan, R. 1973. Some psychological benefits of gardening. Environmental Behavior 5:145.

Katakiri Y. 1996. Hanaryohou. Boutique−sha. Japan.

Kawasaki, M. and T. Horiuchi. 1998. Kyukaku to nioi busshitsu. Japan Association on Odor Environment, Japan.

Kim, C.G. 1993. The counsel and practice of life guidance. Kyoyookbook, Seoul.

Kim, D.K. 2004. Cost-benefit analysis. Pakyoungsa, Seoul.

Kim, J.H. 2000. Recognition of teachers and educational other plans for class-breakdown. J. the Korea Society for the Studies of Educational Adminstration 18:155-174.

Kim, K.W., K.S. Kim, J.H. Kim, H.Y. Kim, G.Y. Back, and J.S. Lee. 2005. Flower material & morphology. Wizvalley, Seoul.

Kim, O.K and S.S. Ha. 2004. Aromachology. Fabreduterial, Seoul.

Kim, S.Y. and K.L. Cho. 2005. A Comparative study on the cost-effectiveness of internet-based private education and face-to-face private education. J. Educational Information and Media 11:167-190.

Kim, W.B. 2003. Flower distribution system and marketing in korea. 2003 The Korea Flower Research Society Symposium. J. The Korea Flower Research Society 11:101-124.

Kirk-Smith, M.D., C. Van Toller, and G.H. Dodd. 1983. Unconscious odour conditioning in human subjects. Biological Psychology 17:221-231.

Klemm W.R., S.D. Lutes, D.V. Hendrix, and S. Warrenberg. 1992. Topographical EEG maps of human responses to odors. Chemical Senses 17:347.

Koehler, G. 1989. The handbook of homeopathy. Healing arts press, Rochester.

Laird, D.A. 1935. What can you do with your nose. The Scientific Monthly 41:126-130.

Lee, J.A. 2005. Ability and use of aromatic flowers. 2005 The Korean Flower Research Society Symposium p.59-73.

Lee, S.J. 1987. Social environment and studying in the class. Kyoyookbook, Seoul.

Lee, S.W., J.B. Kim, K.S. Kim, and M.S. Kim. 1999. Changes of Growth Characteristics, Rosmarinic acid and essential oil contents According to harvest time in *Agastache rugosa* O. Kuntze. Korea J. Medicinal Crop Sci. 7:83−88.

Lee, Y.D. 1982. The principle and practice of life guidance. Kyoyookbook, Seoul.

Lennox, M. 1997. Aromatic mixer. Elderly Care 9:36.

Lorig, T.S. 1989. Human EEG and oder response. Progr. Neurobiol. 33:387.

Martin, G.N. 1996. Olfactory remediation: Current evidence and possible applications. Social Science and Medicine 43:63−69.

Miller, C. 1993. Scent as marketing tod: retailers−and even a casino− seek sweet smell of success. Marketing News 27:1−2.

Nachi, K. 1990. Aromacology: The psychic effects of fragrances. The Fulurist 24:49−50.

Nam, K.D., D.H. Lee, B.C. Min, S.C. Chung, S.J. Kim, B.W. Min, Y.N. Kim, J.S. Shin, C.J. Kim, and S.J. Park. 2000. Effect of different fragrances to responses of EEG. J. of the Ergonomics Society of Korea 2:169−172.

Nick, K., S. Audra, and W. Lynn. 2000. Improving secondary students academic success through the implementation of Motivational strategies. E.D. 444:807.

Oh, H.K. 1998. The effect for bioeletromagnetics by aroma essential oils. J. The Korea Society of Complementary & Alternative Medicine 1:46−54.

Oh, H.K. 2000. Aroma synergy blending effect for anti−stress and awake action. J. Korean Aromatherapy Association 2:1−27.

Oh, Y.J. and B.H. Cho. 2001. A study on relationship between attentional capability and athletic movement ability in early childhood. J. the Korean Society for Child Physical Education 2:19-32.

Oh, Y.J. 1993. An estimation of educational production function in middle school. Kyoung Jea Hak Yon Gu 41:233-258.

Park, H. 1999. Expression mechanism and bioactvity of flower fragrance. Flower Color and Fragrance 1:49-65.

Park, K.W. 2003. Herbs & Aromatherapy. Sunjinmoonhwasa, Seoul.

Rogers, C.R. 1969. Freedom to learn. Charles E. Merrill Publishing Co., Columbus, U.S.A.

Schacter D.L. 1997. EEG theta waves and psychological phenomena. Biol. Psychol. 5:47.

Schults, T.H., R.A. Flath, T.R. Mon, B.E. Sue, and R. Teranishi. 1977. Isolation of volatile components from a model system, J. Agric. Food Chem. 25:446-449.

Shin, M.K., M.K. Park, B.C. Min, S.C. Jung, B.W. Min, K.D. Nam, and S.J. Kim. 2000. Analysis on psychological Images of odors: Positioning on two-dimensional space. J. Ergonomics Society Korea 2:1-6.

Shin, S.G. 2000. Digital-aroma system. Flower Color and Fragrance 2:21.

Shin, S.I., J.H. Cho, and M.N. Kim. 2003. Proposition for 4 channel frontal lobe electrode configuration and study on EOG removal from measured EEG. J. Korea Multimedia Society 6:167-175.

Shon, H.K. and O.G. Cho. 2004. Class-breakdown of teacher's private and psychological character. Education Theory and Practice 14:257-277.

Song, J.S., S.N. Ryu, K.S. Kim, J.K. Bang, B.H. Lee, and Y.A. Chae. 2000. Analytical technique and agricultural application of essential oil in plant. Kor. J. Intl. Agri. 11:107-125.

Spangenberg E.R., Ayn E.C., and Parnela W.H. 1996. Improving the store environment: Do olfactory cues affect evaluations and behaviors. J. of Marketing 60:67－80.

Stephane, C. 2001. How mood influences systematic information processing. Ph.D. Diss., The University of Michigan, U.S.A.

Sun W. and Y. Katakiri. 1992. Byouki wo naosu hanaryohou. Lyon Co., Ltd. Japan.

The Korea Flower Research Society(KFRS). 2002. Floriculture. Munundang, Seoul.

Tucker, D.M. 1981. Lateral brain function, emotion and conceptualization. Psychological Bulletin 89:19－46.

Woodhall, M. 1987. Cost－effectiveness analysis in education. Research and Studies. Pergamon Press, Oxford.

Woo, W.S. 1999. The chemistry study of natural object. Seoul National Univ. Press, Seoul.

Wubbels, H., H. Creton, and A. Holvast. 1988. Undesirable classroom situations. Interchange 19:25－40.

Yang, S.B., J.S. An, and M.S. Yoo. 2004. The olfactory sense and smell material. SUDOPEC Co., LTD., Seoul.

Yang, H.J. 1997. Aroma world. Jangup Press, Seoul.

Yoon, S.K. 2004. Relationships between self－esteem and the experience and adaptation of stress in elementary and middle school student. J. Child Educational 13:239－251.

Zatorre R.J., M. Jones－Gotman, A.C. Evans, and E. Meyer. 1992. Functional localization and lateralization of human olfactory cortex. Nature 360:339.

http://www.mcsquare.co.kr

2005. http://www.moe.go.kr(교육인적자원부)

2005. http://www.mogaha.go.kr(행정자치부)

2005. http://www.nso.go.kr(통계청)

2005. http://www.pps.go.kr(조달청)

· 저자 ·

이정아　　· 약 력 ·
(李政娥)　경북대학교 농과대학 원예학과(농학사)
　　　　고려대학교 대학원 원예학과(농학석사)
　　　　고려대학교 대학원 원예학과(농학박사)
　　　　고려대학교 생명자원연구소 선임연구원
　　　　고려대학교, 단국대학교 강사
　　　　화훼장식기사(한국산업인력관리공단)
　　　　아로마테라피스트((사)한국아로마테라피협회)
　　　　現 한국학술진흥재단 지원 박사후 연수과정 수행중

　　　　· 주요논저 ·
　　　　「절화장미, 나리, 스톡의 향기가
　　　　　중학생의 학습 집중력, 정서안정 및 뇌파에 미치는 영향」
　　　　　외 다수

본 도서는 한국학술정보(주)와 저작자 간에 전송권 및 출판권 계약이 체결된 도서로서, 당사와의 계약에 의해 이 도서를 구매한 도서관은 대학(동일 캠퍼스) 내에서 정당한 이용권자(재적학생 및 교직원)에게 전송할 수 있는 권리를 보유하게 됩니다. 그러나 다른 지역으로의 전송과 정당한 이용권자 이외의 이용은 금지되어 있습니다.

방향성 화훼식물의 향기분석과
아로마테라피적 적용

· 초판 인쇄	2008년 01월 01일
· 초판 발행	2008년 01월 01일
· 지 은 이	이정아
· 펴 낸 이	채종준
· 펴 낸 곳	한국학술정보㈜
	경기도 파주시 교하읍 문발리 513-5
	파주출판문화정보산업단지
	전화　031) 908-3181(대표) · 팩스　031) 908-3189
	홈페이지　http://www.kstudy.com
	e-mail(출판사업부)　publish@kstudy.com
· 등　　록	제일산-115호(2000. 6. 19.)
· 가　　격	17,000원

ISBN　　978-89-534-8009-4 93510 (Paper Book)
　　　　978-89-534-8010-0 98510 (e-Book)